Sandryni Hoffmann

Versorgungsforschung
Retrospektive Datenanalyse von Krankenhausakten zur Über- oder Unterdosierung von Protonenpumpenhemmern bei stationären Patienten eines süddeutschen Akutkrankenhauses

Dissertationen der LMU München

Band 95

Versorgungsforschung

Retrospektive Datenanalyse von Krankenhausakten zur Über- oder Unterdosierung von Protonenpumpenhemmern bei stationären Patienten eines süddeutschen Akutkrankenhauses

von

Sandryni Hoffmann

Universitätsbibliothek
Ludwig-Maximilians-Universität München

Mit **Open Publishing LMU** unterstützt die Universitätsbibliothek der Ludwig-Maximilians-Universität München alle Wissenschaftlerinnen und Wissenschaftler der LMU dabei, ihre Forschungsergebnisse parallel gedruckt und digital zu veröffentlichen.

Erstveröffentlichung 2025
Zugleich Dissertation der LMU München 2025

Druck und Vertrieb im Auftrag der Autorin:
Buchschmiede von Dataform Media GmbH, Julius-Raab-Straße 8
2203 Großebersdorf, Osterreich

Kontaktadresse nach EU-Produktsicherheitsverordnung:
info@buchschmiede.at

PRINTED IN
AUSTRIA

Open-Access-Version dieser Publikation verfügbar unter:
https://nbn-resolving.org/urn:nbn:de:bvb:19-362087
https://doi.org/10.5282/edoc.36208

ISBN 978-3-99192-104-2

Inhalt

Zusammenfassung

Hintergrund: Protonenpumpeninhibitoren gehören zu den weltweit am häufigsten eingesetzten säurehemmenden Medikamenten. Im Jahr 2022 wurden insgesamt 3,8 Milliarden definierte Tagesdosen an PPI verschrieben. Angesichts dieser hohen Zahl stellt sich die Frage, ob die Verordnungen von PPIs den Indikationen entsprechend erfolgen.

Ziel: Das Ziel der Studie war, die Arztbriefe bei Patientenaufnahme und -entlassung hinsichtlich einer PPI-Medikation und einer adäquaten PPI-Indikation zu überprüfen. Dabei wurde analysiert, in wie vielen Fällen die PPI-Verschreibung den indikationsgerechten Empfehlungen entsprach, welche PPI-Indikationen am häufigsten vorkamen und wie sich das Ergebnis im Laufe der Jahre 2018, 2020 und 2022 entwickelte. Zudem sollte untersucht werden, wie sich die Ergebnisse aus denselben analysierten Patientendaten verändern würden, wenn die PPI-Empfehlungen der aktualisierten S2k-Leitlinie „*H. pylori* und gastroduodenale Ulkuskrankheit" aus dem Jahr 2022 berücksichtigt werden.

Methode: Es handelt sich um eine retrospektive Datenanalyse, bei der insgesamt 3.000 Patienten einbezogen wurden. Dabei wurden die ersten 1.000 aufgenommenen Patienten der Jahre 2018, 2020 und 2022 eines süddeutschen Akutkrankenhauses auf mögliche PPI-Medikation sowie PPI-Indikationen untersucht. Bei jedem Patienten wurde die PPI-Indikation bei Aufnahme und Entlassung gemäß den Fachinformationen, weiteren deutschen und internationalen Leitlinien sowie der S2k-Leitlinie „H. pylori und gastroduodenale Ulkuskrankheit" der DGVS aus dem Jahr 2016 überprüft. Die Patienten wurden wie folgt bewertet:

Correct use: Patienten mit PPI-Indikation und entsprechender PPI-Therapie
Correct no use: Patienten ohne PPI-Indikation und ohne PPI-Therapie
Underuse: Patienten mit PPI-Indikation, jedoch ohne PPI-Therapie
Overuse: Patienten mit PPI-Therapie, aber keine adäquate Indikation

In einer sekundären Analyse wurden die PPI-Indikationen bei denselben untersuchten Patienten erneut gemäß der aktualisierten S2k-Leitlinie „H. pylori und gastroduodenale Ulkuskrankheit" der DGVS von 2022 überprüft, die die vorherige Leitlinie von 2016 ersetzt hat. Daraus resultierte eine weitere Auswertung der analysierten Patienten.

Ergebnisse: Insgesamt wurden die Arztbriefe von 2.305 datenmäßig gültigen Patienten bei Aufnahme und Entlassung ausgewertet. Bei der Aufnahme erhielten 31,5% der Patienten (n=726) eine PPI-Therapie, und dieser Anteil stieg bei der Entlassung auf 38,8% (n=894).

Die Ergebnisse der Analyse aus allen untersuchten Jahren, einschließlich der DGVS 2016, zeigen folgendes: Bei der Aufnahme wurden 62% der Patienten (n=1.421) als *correct no use*, 26% (n=598) als *correct use*, 7% (n=158) als *underuse* und 6% (n=128) als *overuse* eingestuft. Bei der Entlassung wurden 50% der Patienten (n=1.151) als *correct no use*, 33% (n=771) als *correct use*, 11% (n=260) als *underuse* und 5% (n=123) als *overuse* bewertet. Die häufigste PPI-Indikation war die „KANN-Empfehlung: **ASS, sonstiger Thrombozytenaggregationshemmer, NOAK oder VKA in Kombination mit einem Risikofaktor**", mit insgesamt 1.186 Patienten (51%) bei Aufnahme und 1.348 (58%) bei Entlassung. Von diesen erhielten 506 Patienten bei Aufnahme und 605 bei Entlassung eine PPI-Behandlung. Etwa 75% dieser Fälle wiesen als häufigsten dokumentierten Risikofaktor eine Kombination aus höherem Alter (≥ 65 Jahre) und mindestens einem weiteren Risikofaktor auf.

An zweiter Stelle stand die „SOLL-Empfehlung: **Kombination von zwei gerinnungsaktiven Substanzen**", mit 246 Patienten (11%) bei Aufnahme und 427 (19%) bei Entlassung. Von diesen Patienten erhielten bei Aufnahme 126 (51%) eine angemessene PPI-Therapie (*correct use*), während 120 (49%) keine erhielten (*underuse*). Bei Entlassung erhielten 195 Patienten (46%) eine angemessene PPI-Therapie, während 232 Patienten (54%) keine erhielten. Diese SOLL-Empfehlung hat wesentlich zur hohen Anzahl an *underuse* Fällen beigetragen, da bei KANN-Empfehlungen nur Fälle von *correct use* oder *correct no use* vorliegen können, da sie als optionale Empfehlungen gelten.

Im Unterschied dazu sind die Ergebnisse der Analyse aus allen untersuchten Jahren unter Berücksichtigung der DGVS 2022 wie folgt: Bei der Aufnahme wurden 44% der Patienten (n=1.008) als *correct no use*, 24% (n=554) als *correct use*, 25% (n=571) als *underuse* und 7% (n=172) als *overuse* bewertet. Bei der Entlassung wurden 34% der Patienten (n=785) als *correct no use*, 31% (n=718) als *correct use*, 27% (n=626) als *underuse* und 8% (n=176) als *overuse* eingestuft. In dieser Analyse war die am häufigsten vertretene PPI-Indikation die „SOLLTE-Empfehlung: **ASS, P2Y12-Inhibitor, DOAK oder VKA in Kombination mit einem Risikofaktor**", und sie betraf insgesamt 1.023 Patienten (44%) bei der Aufnahme und 1.168 (51%) bei der Entlassung. Etwa 93% dieser Patienten wiesen als häufigsten dokumentierten Risikofaktor eine Kombination aus höherem Alter (≥ 60 Jahre) und mindestens einem weiteren Risikofaktor auf, da das Alter über 60 Jahre allein in diesem Fall nicht ausreichte, um eine PPI-Prophylaxe zu empfehlen. Diese Indikation zeigte sich auch unter den als *underuse* bewerteten Patienten am häufigsten vertreten. Bei Aufnahme verwendeten 474 Patienten (46%) ein PPI (*correct use*), während 549 Patienten (54%) keines verwendeten (*underuse*). Bei der Entlassung erhielten 560 Patienten (48%) eine angemessene PPI-Therapie, während 608 Patienten (52%) keine erhielten.

Die zweithäufigste PPI-Indikation war die „SOLL-Empfehlung: **Kombination von zwei gerinnungsaktiven Substanzen**", die bei 255 Patienten (11%) bei der Aufnahme und 426 (18%) bei der Entlassung auftrat. Auch hier wurde sie als zweithäufigste PPI-Indikation unter den als *underuse* bewerteten Patienten identifiziert. Von den 255 aufgenommenen Patienten erhielten 132 (51%) eine angemessene PPI-Therapie (*correct use*), während 123 Patienten (49%) keine erhielten (*underuse*). Bei Entlassung erhielten 199 Patienten (47%) eine PPI-Therapie, während 227 Patienten (53%) ohne PPI-Therapie entlassen wurden.

Der Anstieg der *underuse* Fälle in der Analyse unter Berücksichtigung der DGVS 2022 ist darauf zurückzuführen, dass in der Gesamtanalyse die häufigste PPI-Indikation die Einnahme von ASS, einem Thrombozytenaggregationshemmer, NOAK oder VKA in Verbindung mit einem Risikofaktor für gastroduodenale Ulkusblutung war. Diese Empfehlung, die bereits in der Leitlinie der DGVS von 2016 als KANN-Empfehlung aufgeführt war, wurde in der aktualisierten Leitlinie von 2022 zu einer SOLLTE-Empfehlung umgewandelt. Das bedeutet, dass sich die Stärke der Empfehlung erhöht hat, und demzufolge gilt nun keine fakultative PPI-Therapie mehr.

Bei einem Vergleich der Analyseergebnisse unter Berücksichtigung der DGVS 2016 zeigte sich ein Anstieg des Anteils von *correct no use* bei Aufnahme von 59% auf 62% in den Jahren 2018, 2020 und 2022, was zu einer prozentualen Verringerung von *underuse* und *overuse* führte. Bei Entlassungen hingegen sank der Anteil von *correct no use* von 53% auf 48%, vor allem durch einen Anstieg von *underuse* von 9% auf 13%. Die Daten unter Berücksichtigung der DGVS 2022 zeigen, dass die Anteile von *correct use* und *overuse* bei Aufnahme und Entlassung stabil bleiben. Hingegen zeigt sich bei Entlassung eine leichte Abnahme von *correct no use* von 38% auf 33% aufgrund der verschärften Leitlinie. Dies beeinflusst den Anstieg von *underuse* von 24% auf 28%, was einem Wachstum von knapp 16% entspricht. In Absolutzahlen bedeutet das: Bei Aufnahme stieg die Anzahl der Patienten mit einer PPI-Indikation (*correct use* + *underuse*) von 756 gemäß DGVS 2016 auf 1.125 gemäß DGVS 2022. Währenddessen erhielten bei Entlassung gemäß DGVS 2016 1.031 Patienten eine PPI-Indikation im Vergleich zu 1.344 Patienten gemäß DGVS 2022.

Schlussfolgerung: Unsere Studie zeigt eine relativ hohe Anzahl von Patienten, bei denen sowohl eine sachgemäße Anwendung als auch eine korrekte Nichtanwendung von Protonenpumpenhemmern festgestellt wurde. Bei der Aufnahme wurden über alle Patienten hinweg 62% (n=1.421) als *correct no use*, 26% (n=598) als *correct use*, 7% (n=158) als *underuse* und 6% (n=128) als *overuse* eingestuft. Bei der Entlassung wurden 50% der Patienten (n=1.151) als *correct no use*, 33% (n=771) als *correct use*, 11% (n=260) als *underuse* und 5% (n=123) als *overuse* bewertet.

Ein Vergleich der Analyseergebnisse über die Zeiträume 2018, 2020 und 2022 zeigt, dass bei der Aufnahme der Anteil von *correct no use* von 59% auf 62% anstieg, was zu einer prozentualen Verringerung von *underuse* und *overuse* führte. Bei der Entlassung hingegen blieben die Anteile von *overuse* und *correct use* stabil, während der Anteil von *correct no use* von 53% auf 48% sank, hauptsächlich bedingt durch einen Anstieg von *underuse* von 9% auf 13%. Dies ist darauf zurückzuführen, dass viele kardiologische Patienten im untersuchten Kollektiv enthalten sind, bei denen bei akutem Koronarsyndrom eine duale Thrombozytenaggregationshemmung oder die Kombination aus Thrombozytenaggregationshemmung und oraler Antikoagulation neu angesetzt wurde, aber nicht in allen Fällen eine PPI-Begleittherapie angesetzt worden war.

Ferner stellt unsere retrospektive Studie fest, dass die aktualisierte S2k-Leitlinie „*H. pylori* und gastroduodenale Ulkuskrankheit“ von 2022 möglicherweise zu einem rasanten Anstieg der *underuse* Fälle führen wird – insbesondere weil die größte Untergruppe (ASS, P2Y12-Inhibitor, DOAK oder VKA in Kombination mit einem Risikofaktor) nun einer SOLLTE Empfehlung unterliegt, vormals KANN.

Die Studie hebt die Gefahr einer Unterversorgung mit einem weit verbreiteten Medikament hervor, insbesondere in Bezug auf die Umstellung auf die aktualisierte S2k-Leitlinie „*H. pylori* und gastroduodenale Ulkuskrankheit" von 2022.

Abstract

Proton pump inhibitors (PPIs) are commonly prescribed medications, and numerous studies have aimed to assess the appropriateness of their administration. This thesis contributes to this body of research by conducting a retrospective analysis of PPI usage among 3.000 patients admitted to a hospital in Munich/Germany over three different years (2018, 2020, and 2022).

Different to the usual approach of focusing on dosage and duration of PPI administration, this research solely examines the adherence to PPI prescription guidelines upon hospital admission and discharge, by comparison with three distinct sets of guidelines – technical information, German and international standards, and guidelines from the German Society for Gastroenterology, Digestion, and Metabolism Diseases (DGVS) from both 2016 and 2022 – categorizing patients into four groups according to said guidelines: *correct no use* (no PPI therapy and no indication according to selected guidelines), *correct use* (PPI therapy with indication), *underuse* (no PPI therapy albeit indications), and *overuse* (PPI therapy without indications).

The analyses indicate that almost 32% of patients were prescribed PPIs upon admission, increasing to almost 39% at discharge. Notably, almost 88% of patients demonstrated correct PPI usage upon admission (correct use or correct no use), slightly declining to 83% at discharge. Contrary to prevalent literature emphasizing PPI overuse, this study demonstrated the prevalence of underuse, with cases increasing from 7% upon admission to 11% at discharge. With the introduction of the 2022 DGVS guidelines, underuse instances would surge to 25% upon admission and 27% at discharge, signifying a substantial shift in recommended practices (note: DGVS 2022 guidelines were applied retroactively to understand their impact – all analyzed patients were treated prior to the guidelines official update).

In conclusion, while acknowledging the global concern of PPI overuse, this research emphasizes the critical significance of also addressing underuse, which also poses threats to patient health. Moreover, it highlights the imperative for healthcare professionals to stay abreast of the guidelines evolution, to guarantee optimal patient care and treatment outcomes.

Abkürzungsverzeichnis

ACG	American College of Gastroenterology
ACh	Acetylcholin
AGA	American Gastroenterological Association
AIN	Akute interstitielle Nephritis
CGM	Clinical Workflow System
DDD	„daily defined dose“
DGVS	Deutsche Gesellschaft für Gastroenterologie, Verdauungs- und Stoffwechselkrankheiten
DOAK	Direkte orale Antikoagulanzien
ECL	enterochromaffin-ähnliche Zellen
GERD	Gastroösophageale Refluxerkrankung
Ggf.	gegebenenfalls
GIP	Gastric Inhibitory Peptide
HCL	Salzsäure
H.p.	Helicobacter pylori
IKMS	Internistisches Klinikum München Süd
Mind.	Mindestens
NERD	Nicht-erosive Refluxkrankheit (non erosive reflux disease)
NOAK	Neue orale Antikoagulanzien
NSAR	nicht steroidalen Antirheumatika
PPI	Protonenpumpeninhibitoren
Sog.	sogenannt
SSRI	Selektive Serotonin-Wiederaufnahmehemmer
Syn	Synonym
TAD	Trizyklische Antidepressiva
tNSAR	Traditionelles nicht steroidales Antirrheumatikum
u.a.	unter anderem
VKA	Vitamin-K-Antagonisten

1 Einleitung

Protonenpumpeninhibitoren (PPI) werden seit den späten 1980er-Jahren als wirksame magensäurereduzierende Medikamente eingesetzt. Der erste Protonenpumpeninhibitor, Omeprazol, wurde 1989 in Europa eingeführt. Diesem Meilenstein folgten weitere Vertreter dieser Wirkstoffklasse, darunter Pantoprazol und Lansoprazol (1993), Rabeprazol (1998) und Esomeprazol (2001) (Syha et al., 2005).

Die Entdeckung von PPI und ihre Entwicklung im Laufe der Jahre haben die Behandlung säurebedingter Krankheiten erheblich verändert. Bis heute stellen PPIs die führende medikamentöse Therapie für verschiedene Erkrankungen des oberen Gastrointestinaltrakts dar. Durch die vollständige und irreversible Hemmung der H+/K+-ATPase in den Parietalzellen des Magens entfalten PPIs eine effektive Wirkung und haben anderen Wirkstoffgruppen des Indikationsgebietes wie Ranitidin (H2-Antihistaminika) weitgehend ersetzt.

Zu den Indikationen für PPI gehören u.a. die Therapie der Refluxkrankheit, des Ulcus ventriculi und duodeni, des seltenen Zollinger-Ellison-Syndroms sowie die Anwendung in Kombination mit Antibiotika bei der *Helicobacter pylori*-Eradikation.

PPIs gehören zu den am häufigsten verordneten Medikamenten, und die Verschreibungen stiegen bis zum Jahr 2016 kontinuierlich an. Infolgedessen stellt sich die Frage, ob der Einsatz von PPI indikationsgerecht erfolgt.

1.1 Pharmakologie der Protonenpumpeninhibitoren

Täglich produzieren Zellen der Magendrüsen 2–3 Liter Magensaft mit einem durchschnittlichen pH-Wert von 2–2,5. Dieser Magensaft besteht hauptsächlich aus dem Sekret von **Belegzellen**, auch als **Parietalzellen** bekannt (Salzsäure und Intrinsic-Faktor), **Hauptzellen** (Pepsine), **Oberflächenepithelzellen** bzw. **Nebenzellen** (Muzine) und aus Wasser (Drenckhahn, 2008).

Die Magensäuresekretion erfolgt in drei Phasen: Die **kephale Phase** ausgelöst durch Sinnesreize wie Vorstellung bzw. Geruch einer Mahlzeit, wird zentralnervös über den N. vagus stimuliert. Die **gastrale Phase** beginnt mit der Dehnung der Magenwand durch die aufgenommene Nahrung. Das Weiterleiten des sauren Mageninhalts in den Dünndarm löst die **intestinale Phase** aus (Drenckhahn, 2008). In diesem Prozess wird ein stark saures Sekret mit pH 0,8–1,5 produziert, wobei der Hauptbestandteil Salzsäure (HCl) ist. Dieses Sekret gelangt durch feine Kanäle in der Belegzellmembran mithilfe der energieabhängigen Protonenpumpe (H+/K+-ATPase) in das Magenlumen (Herdegen, 2013).

Die Salzsäure erfüllt dabei mehrere wichtige Aufgaben, darunter die Abtötung schädlicher Mikroorganismen, die Aktivierung der Pepsinogen-Verdauungsenzyme und die Freisetzung von Nahrungsbestandteilen wie Calcium, Eisen oder Vitamin B12 aus den Proteinen (Herdegen, 2013).

1.1.1 Wirkmechanismus der Protonenpumpeninhibitoren

PPI haben antisekretorische Eigenschaften. Sie reduzieren die Ausschüttung der Magensäure, indem sie selektiv und irreversibel die Protonenpumpe (H^+/K^+-ATPase) in den Belegzellen des Magens hemmen. Die Protonenpumpe gewährleistet den sauren pH-Wert des Magens durch Austausch zweier Protonen (bzw. H_3O^+) von der zytosolischen Seite des Magens gegen zwei Kaliumionen (K^+) aus der luminalen Seite (Schubert-Zsilavecz & Stark, 2005).

Alle PPI stellen inaktive Prodrugs dar, die in den sauren Belegzellen der Magenschleimhaut in das aktive Wirkprinzip umgewandelt werden. Nach der Magenpassage werden PPI im Dünndarm resorbiert und gelangen über den Blutkreislauf zu den Belegzellen des Magens. Sie erreichen die Kanalikuli und werden erst dort durch nicht-enzymatische Protonierung bei niedrigem pH-Wert zum aktiven Metaboliten, ein Sulfenamid-Kation, umgewandelt. Die protonierten Sulfenamide sind nicht membrangängig und verbleiben im kanalikulären System. Dort binden sie durch Bildung von Disulfidbrücken irreversibel an die H^+-K^+-ATPase und blockieren sie. Diese hemmende Wirkung dauert an, bis neue H^+-K^+-ATPase-Moleküle durch Nachsynthese gebildet werden (Klotz, 2005).

Aufgrund der säurekatalysierten Aktivierung müssen die peroral verabreichten PPI in einer magensaftresistenten Arzneiform verabreicht werden, um eine vorzeitige Umwandlung zu verhindern (Schubert-Zsilavecz & Stark, 2005). Eine intravenöse Gabe ist ebenfalls möglich.

Die Regulation der Magensäuresekretion erfolgt auf unterschiedlichen Ebenen. In den drei Phasen der Magensäuresekretion lösen verschiedene Mechanismen eine Hemmung bzw. Stimulation der HCL-Sekretion aus und kontrollieren so die Verdauung und den pH-Wert in Magen und Darm. Gastrin aus den G-Zellen, Histamin aus den enterochromaffin-ähnlichen Zellen (ECL-Zellen) wie auch Acetylcholin aus dem Nervus vagus stimulieren die Ausschüttung von Salzsäure aus den Belegzellen. Gastrin und Acethylcholin stimulieren zusätzlich auch die Freisetzung von Histamin aus ECL-Zellen. Im Gegensatz dazu wird die Magensäuresekretion durch Somatostatin, Sekretin, GIP (Gastric Inhibitory Peptide) und Cholezystokinin gehemmt (Silbernagl & Despopoulos, 2012).

Therapeutisch stellen PPI derzeit die Mittel der ersten Wahl dar, da sie am Ende verschiedener Signalkaskaden sowohl die basale als auch die Histamin-, Gastrin- und Acetylcholin-vermittelte Säuresekretion inhibieren (Schubert-Zsilavecz & Stark, 2005).

Gastrin bindet an den CCK2-Rezeptor, Acetylcholin an den M3-Rezeptor und Histamin an den H2-Rezeptor. Die Aktivierung der Rezeptoren führt über den Anstieg der Ca^{2+}- bzw. der cAMP-Konzentration zu einer Aktivierung der Protonenpumpe (H^+/K^+-ATPase) in der luminalen Membran der Belegzellen zur Ausschüttung von H^+-Ionen. Die Bindung von Prostaglandin E2 an den PGE2-Rezeptor senkt den cAMP-Spiegel und hemmt die Protonenpumpe. (CCK2 = Cholecystokininrezeptor vom Typ

CCK2; H2 = Histaminrezeptor vom Typ H2; M3 = muskarinerger Cholinozeptor vom Typ 3; H+/K+-ATPase = Protonenpumpe; ACh = Acetylcholin; PGE2-Rezeptor = Prostaglandin E2-Rezeptor).

1.2 Indikationen

Protonenpumpeninhibitoren sind in der medikamentösen Therapie verschiedener Erkrankungen des oberen Gastrointestinaltrakts als Standard etabliert. Die evidenzbasierten und zugelassenen Indikationen für PPI umfassen die **erosive** und **nicht-erosive Refluxkrankheit (ERD/NERD)** sowie die **Langzeittherapie der ERD und NERD** (Madisch et al., 2023). Bei **Ulcus ventriculi und duodeni** gelten PPI ebenfalls als bevorzugte Erstlinientherapie dar, unabhängig davon, ob die Ulzerationen durch **NSAR** oder **Helicobacter pylori (H.p.)** verursacht sind, wobei die Eradikation von H. pylori in Kombination mit geeigneten Antibiotika erfolgt (Fischbach et al., 2022). Eine weitere Indikation für den Einsatz von PPI besteht bei dem seltenen **Zollinger-Ellison-Syndrom**, das mit einer chronischen Hypergastrinämie einhergeht und dementsprechend zu einer Magensäurehypersekretion führt (Rinke et al., 2018).

Dennoch gibt es weitere Krankheitsbilder, für die keine offizielle Zulassung für PPI vorliegt. Trotzdem empfehlen deutsche und internationale Leitlinien die Verwendung von PPI oder es liegen überzeugende Evidenzen für ihre Anwendung vor. Zu diesen Erkrankungen zählen die **extraösophagealen Manifestationen der Refluxkrankheit**, die **Sonderformen von Sodbrennen (hypersensitiver Ösophagus)**, das **Reflux-Thorax-Schmerzsyndrom** sowie die **funktionelle Dyspepsie**. Ebenfalls in diese Kategorie fallen die **eosinophile Ösophagitis, Barrett-Ösophagus**, die **Prophylaxe von Stressulkus** und **akute Ulkusblutung.**

Außerdem werden PPI als Begleitmedikation zur Prävention von nicht mit H.p.-assoziierten gastroduodenalen Ulkuserkrankungen gemäß S2k-Leitlinie „H. pylori und gastroduodenale Ulkuskrankheit" der DGVS aus dem Jahr 2016 empfohlen. Bei der **Einnahme von nicht-steroidalen Antirheumatika (NSAR)** sowie bei einer **Monotherapie mit ASS**, einem **Thrombozytenaggregationshemmer**, einem **neuen oralen Antikoagulans (NOAK) oder** einem **Vitamin-K-Antagonisten (VKA)** sollte gleichzeitig eine PPI-Prophylaxe erfolgen, sofern **mindestens ein Risikofaktor** für eine gastroduodenale Ulkusblutung vorliegt. Andererseits soll eine PPI-Prophylaxe auch ohne Vorliegen der oben genannten Risikofaktoren durchgeführt werden, wenn eine kombinierte Therapie mit einem **NSAR** und **entweder ASS**, einem sonstigem **Thrombozytenaggregationshemmer**, einem **NOAK oder VKA** durchgeführt wird, sowie bei gleichzeitiger Anwendung von **zwei gerinnungsaktiven Substanzen**. Im Falle einer **Ulkusblutung unter einer Therapie mit NSAR, ASS, einem Thrombozytenaggregationshemmer, NOAK oder VKA** sollte bei Therapiefortführung eine dauerhafte PPI-Prophylaxe erfolgen. Darüber hinaus wird die PPI-Therapie bei den **Morbus-Crohn-assoziierten gastro-**

duodenalen Ulzera in Kombination mit Glukokortikoiden sowie bei **idiopathischen Ulzera** als Dauertherapie empfohlen (Fischbach et al., 2016).

Im Jahr 2022 wurde die S2k-Leitlinie „H. pylori und gastroduodenale Ulkuskrankheit" überarbeitet, und es kam zu Veränderungen in den Empfehlungen. Zusätzlich zu den bereits genannten Empfehlungen einer PPI-Prophylaxe zur Prävention von nicht mit H.p.-assoziierten gastroduodenalen Ulkuserkrankungen sollte gemäß der aktualisierten Leitlinie nun auch **bei Intensivpatienten mit einem hohen Risiko für gastroduodenale Stressulkusblutungen** die Anwendung von PPI-Prophylaxe in Erwägung gezogen werden. Darüber hinaus sollte eine PPI-Prophylaxe durchgeführt werden, wenn eine Therapie mit **SSRI** in Verbindung mit einem **Ulkus in der Vorgeschichte** oder **Komedikation mit NSAR, Coxib oder Thrombozytenaggregationshemmern** erfolgt sowie im Falle des **Auftretens eines gastroduodenalen Ulkus** unter einer Therapie **mit systemischen Kortikosteroiden** (Fischbach et al., 2022).

1.2.1.1 Arzneimittelinteraktionen

PPI werden in der Leber von Cytochrom-P450-Isoenzymen metabolisiert, insbesondere von den Isoenzymen Cytochrom P2C19 (CYP2C19) und Cytochrom P3A4 (CYP3A4) (Ishizaki & Horai, 1999; Andersson et al., 2001). Häufig kommen Arzneimittelinteraktionen bei Medikamenten vor, deren Abbau über einen CYP-vermittelten oxidativen Stoffwechsel in der Leber erfolgt (Lin & Lu, 1998). Diese metabolische Verarbeitung kann zu Wechselwirkungen führen, da die Induktion von CYP-Enzymen den Abbau von Substraten beschleunigt, während deren Hemmung zu einem verlangsamten Abbau führt. Diese Interaktionen manifestieren sich in verstärkten oder abgeschwächten Wirkungen.

PPI können auf zwei Arten Wechselwirkungen hervorrufen. Einerseits können PPI aufgrund der Erhöhung des gastrischen pH-Werts die Resorption und Bioverfügbarkeit einigen Medikamenten und Nahrungsergänzungsmitteln verringern. Anderseits beeinflussen sie den Metabolismus anderer Arzneimittel, indem sie mit dem Cytochrom P450-System interagieren (Wedemeyer & Blume, 2014).

So können PPI die Resorption von **Magnesium** und **Vitamin B12** durch die Erhöhung des pH-Werts beeinträchtigen, sodass mit entsprechenden Mangelerscheinungen nach jahrelanger Therapie gerechnet werden kann. Zudem kann die Aufnahme einiger **Azol-Antimykotika** wie **Ketoconazol** und **Itraconazol** unter einer PPI-Therapie beeinflusst werden, was zu subtherapeutischen, unwirksamen Konzentrationen führen kann. Besonders die gleichzeitige Anwendung von PPI mit **HIV-Proteaseinhibitoren** wie **Atazanavir** und **Nelfinavir** wird nicht empfohlen, da der erhöhte pH-Wert der Magensäure die Bioverfügbarkeit dieser Medikamente signifikant reduzieren kann (www.fachinfo.de).

Auch bei der simultanen Anwendung von **Clopidogrel** zeigen sich Wechselwirkungen mit PPI, insbesondere Omeprazol und Esomeprazol, die hauptsächlich über CYP2C19 abgebaut werden. Clopidogrel wird durch das Enzym CYP2C19 aktiviert. Die

Hemmung dieses Enzyms durch PPI könnte zu einer reduzierten Wirksamkeit von Clopidogrel führen und somit seine antithrombotische Wirkung verringern. Allerdings gibt es widersprüchliche Daten zur klinischen Bedeutung der pharmakokinetischen bzw. pharmakodynamischen Interaktion von Omeprazol und Esomeprazol in Bezug auf bedeutende kardiovaskuläre Ereignisse, sowohl aus Beobachtungs- als auch aus klinischen Studien. Sicherheitshalber raten die Fachinformationen von einer gleichzeitigen Anwendung von Omeprazol bzw. Esomeprazol und Clopidogrel ab.

Ferner wurde bei einigen Patienten über eine Erhöhung der Methotrexatspiegel berichtet, wenn **Methotrexat** zusammen mit einem PPI gegeben wurde. Daher sollte bei hohen Methotrexat-Dosierungen ein vorübergehendes Absetzen von PPI in Erwägung gezogen werden (www.fachinfo.de).

In Tab. 1 werden die möglichen Wechselwirkungen von PPI mit anderen Wirkstoffen nach aktuellen Fachinformation dargestellt.

Tab. 1: Übersicht über potenzielle Wechselwirkungen von PPI mit anderen Wirkstoffen basierend auf den aktuellen Fachinformationen

Beteiligtes Enzym	**Pantoprazol** (Fachinformation, Stand 04.2022)	**Omeprazol** (Fachinformation, Stand 02.2023)	**Esomeprazol** (Fachinformation, Stand 12.2021)
CYP2C19 PPI als „Täter“	Keine klinisch bedeutsamen Wechselwirkungen mit Carbamazepin, Diazepam, Glibenclamid, Nifedipin und Levonorgestrel/Ethinylestradiol-Kontrazeptiva.	Enzymhemmung (CYP2C19) führt zu erhöhter systemischer Exposition von Vitamin-K-Antagonisten, Cilostazol, Diazepam, Phenytoin. Bei Phenytoin wird die Messung der Plasmakonzentration während der ersten Wochen unter Omeprazol empfohlen.	Enzymhemmung (CYP2C19) führt zu erhöhter Plasmakonzentration u.a. von Diazepam, Citalopram, Imipramin, Clomipramin, Phenytoin, Voriconazol, Cilostazol. Eine Dosisreduktion kann erforderlich werden.
CYP3A4 (ebenso das Transportprotein P-Glykoprotein [P-gp]) PPI als „Täter“			
CYP1A2, CYP2C9, CYP2D6, CYP2E1 P-Glycoprotein assoziierte Resorption PPI als „Täter“	Keine Auswirkung auf die Metabolisierung von Coffein, Theophyllin, Piroxicam, Diclofenac, Naproxen, Metoprolol, Ethanol sowie auf die mit P-Glycoprotein verbundene Resorption von Digoxin.		
CYP2C19, CYP3A4 PPI als „Opfer“ einer Enzyminhibition	Enzyminhibition (CYP2C19) durch Fluvoxamin kann die systemische Pantoprazol Konzentration erhöhen. Bei hochdosierter Langzeitbehandlung oder Leberfunktionsstörungen kann eine Dosisreduktion in Erwägung gezogen werden.	Enzyminhibition (CYP2C19 oder CYP3A4) durch z.B. Clarithromycin und Voriconazol kann zu erhöhten Omeprazol-Serumspiegeln führen. Bei schwerer Leberfunktionsstörung und Langzeittherapie sollte eine Anpassung der Dosis in Erwägung gezogen werden.	Enzymhemmung (CYP3A4) durch Clarithromycin führt zu einer Verdoppelung der Bioverfügbarkeit von Esomeprazol. Eine Dosisanpassung wird bei Patienten mit schwerer Einschränkung der Leberfunktion und bei Patienten mit Indikation einer Langzeitanwendung empfohlen.
CYP2C19, CYP3A4 PPI als „Opfer“ einer Enzyminduktion	Enzyminduktoren, die CYP2C19 und CYP3A4 beeinflussen, wie Rifampicin und Johanniskraut können d ie Plasmakonzentrationen von PPI reduzieren.		
Beteiligtes Enzym	**Lansoprazol** (Fachinformation, Stand 03.2023)	**Dexlansoprazol** (Fachinformation, Stand 08.2023)	**Rabeprazol** (Fachinformation, Stand 10.2022)
CYP2C19 PPI als „Täter“		CYP2C19, CYP3A4	Für Rabeprazol gibt es keine klinisch bedeutsamen Wechselwirkungen am P450-Enzymsystem. Andere metabolische Wechselwirkungen sind nicht beschrieben.
CYP3A4 (ebenso das Transportprotein P-Glykoprotein [P-gp]) PPI als „Täter“	Enzymhemmung (CYP3A4) führt zu erhöhter Plasmakonzentration von Tacrolimus. Bei Initiierung und Beendigung von Lansoprazol ist eine Überwachung der Tacrolimus-Plasmakonzentrationen anzuraten.	vgl. Lansoprazol	
CYP1A2, CYP2C9, CYP2D6, CYP2E1 P-Glycoprotein assoziierte Resorption PPI als „Täter“	Reduktion der Plasmakonzentration von Theophyllin.		
CYP2C19, CYP3A4 PPI als „Opfer“ einer Enzyminhibition	Enzymhemmung (CYP2C19) durch Fluvoxamin kann die Plasmakonzentration von Lansoprazol bis auf das Vierfache erhöhen. Eine Dosisreduktion von Lansoprazol soll erwogen werden.	Inhibitoren von CYP2C19 z.B Fluvoxamin erhöhen wahrscheinlich die systemische Exposition von Dexlansoprazol.	
CYP2C19, CYP3A4 PPI als „Opfer“ einer Enzyminduktion	Enzyminduktoren, die CYP2C19 und CYP3A4 beeinflussen, wie Rifampicin und Johanniskraut können die Plasmakonzentrationen von PPI reduzieren.		

1.3 Rebound Effekt

Nach einer Langzeit-Einnahme von PPI kann es nach abruptem Absetzen oder starker Dosisreduktion aufgrund einer erhöhten Magensäureproduktion zu einem verstärkten Auftreten bzw. Wiederauftreten von Säure-assoziierten Symptomen kommen, sogenannter Rebound-Effekt (Niklasson et al., 2010; Reimer et al., 2009).

Die pathophysiologischen Hintergründe können wie folgt erläutert werden: Während einer PPI-Therapie wird die Magensäure signifikant reduziert. Dies bewirkt eine Erhöhung der Gastrinsekretion aus den G-Zellen der Magenschleimhaut, was wiederum zu einer Hypertrophie der Histamin-freisetzenden enterochromaffinen Zellen (ECL-Zellen) führt. Als Reaktion auf erhöhte Histamin-Spiegel bilden die Parietalzellen vermehrt Magensäure. Dieser Effekt wird nach Beendigung einer langfristigen PPI-Einnahme als Säurerebound empfunden.

Die durch den Rebound-Effekt ausgelösten Säure-assoziierten Symptome können dazu führen, dass PPI erneut angesetzt werden (Lødrup et al., 2013) und so eine gewisse Form körperlicher Abhängigkeit entsteht (Ludwig et al., 2022).

Obwohl eine Reduzierung des PPI-Einsatzes Schäden verhindern und die Gesundheitskosten senken kann, gestaltet sich dies nicht immer unkompliziert. Studien, in denen verschiedene Abbruchstrategien bewertet wurden, zeigten, dass das Ausschleichen von PPI eine bessere Abbruchstrategie sein könnte als ein abruptes Absetzen (Bundeff & Zaiken, 2013; Haastrup et al., 2014). Außerdem kann nach der Dosisreduktion die intermittierende PPI-Einnahme jeden 2. Tag über beispielsweise weitere zwei Wochen oder Einsatz alternativer Medikamente in Erwägung gezogen werden (Kim et al., 2018).

1.4 Nebenwirkungen von PPI

Insgesamt besitzen PPI eine gute Verträglichkeit (Roy et al., 2016). Als häufige Nebenwirkungen laut Packungsbeilagen (weniger als 1 von 10, aber mehr als 1 von 100 Behandelten) werden Bauchschmerzen, Durchfall, Erbrechen, Flatulenz, Kopfschmerzen, Obstipation und Übelkeit angegeben. Diese Nebenwirkungen sind zumeist mild und selbstlimitierend. In den letzten Jahren sind aber mit zunehmender Verbreitung und einer häufig unkritischen Therapiedauer zusätzliche und gravierendere mögliche Nebenwirkungen einer PPI-Therapie in diversen Organsystemen beschrieben worden, aber in fast allen Fällen handelt es sich um Assoziationen ohne belegbare Kausalität (Mössner, 2016; Schubert, 2020). Nachfolgend werden diese potenziellen Nebenwirkungen näher erläutert.

1.4.1 Lunge: PPI und Pneumonie

Die potenzielle Verbindung zwischen einer PPI-Therapie und einem erhöhten Risiko für Infektionen der oberen Atemwege oder Pneumonien ist umstritten. Der niedrige pH-Wert der Magensäure stellt einen physiologischen Abwehrmechanismus gegen oral aufgenommene Keime dar. Aus pathophysiologischer Sicht könnte ein Mangel an Salzsäure ein erhöhtes Infektionsrisiko erklären. Eine PPI-induzierte Magensäurereduktion kann zum Wachstum aerober Bakterien im Magen führen, was anschließend zu Mikroaspiration und Lungenkolonisierung führen kann, die möglicherweise eine Pneumonie verursachen kann (Vaezi et al., 2017). Darüber hinaus können PPI die Funktion der neutrophilen Granulozyten beeinträchtigen, was das Risiko einer bakteriellen Pneumonie weiter erhöhen könnte. Allerdings basiert dieser Befund ausschließlich auf In-vitro-Studien (Wandall, 1992) und seine Relevanz ist ungewiss.

Im Jahr 2014 wurde eine stringente Analyse ausgewählter Kohorten in Kanada und Großbritannien veröffentlicht. Dabei nahmen 4.238.504 Patienten neu ein NSAR ein und nur 2,3% davon erhielten gleichzeitig einen PPI. Innerhalb von 6 Monaten mussten 0,17% dieser Patienten aufgrund einer Pneumonie stationär aufgenommen werden, verglichen mit 0,12%, die kein PPI einnahmen. Demzufolge unterstützt diese Studie nicht die These einer pharmakologischen Wirkung von PPI auf das Risiko einer ambulant erworbenen Pneumonie (Filion et al., 2014).

Weitere Veröffentlichungen (Dublin et al., 2010), einschließlich einer retrospektiven Studie aus dem Jahr 2015 mit gut 15.000 Patienten, von denen 9.602 Esomeprazol und 5.500 Patienten ein Placebo erhielten, ergaben keinen kausalen Zusammenhang zwischen der Behandlung mit Esomeprazol und dem Auftreten einer ambulant erworbenen Pneumonie (Estborn & Joelson, 2015).

1.4.2 Darm: PPI und gastrointestinale Infektionen

Die Reduzierung der Magensäure durch PPI könnte die Zusammensetzung der normalen Darmflora beeinflussen und das Risiko für gastrointestinale Infektionen erhöhen. Gemäß einer Metaanalyse von 2007 wurde ein erhöhtes Risiko für intestinale Infektionen mit Salmonellen, Campylobacter und Shigellen unter PPI-Therapie bestätigt (Leonard et al., 2007).

Clostridium-difficile-Infektionen treten ebenfalls häufiger in einer alkalischen Umgebung auf. Obwohl Clostridium-difficile-Sporen nicht durch Magensäure beeinträchtigt werden, wird vermutet, dass vegetative Formen, die normalerweise durch Magensäure zerstört würden, in der weniger sauren Umgebung durch PPI-Einnahme überleben könnten. Dadurch steigt ihre Anfälligkeit für Infektionen (Jump et al., 2007). Die verfügbaren Daten liefern ebenfalls keine eindeutigen Ergebnisse zu diesem Thema. In einigen Studien konnte ein Zusammenhang zwischen PPI-Gebrauch und der Infektion mit Clostridium difficile festgestellt werden (Deshpande et al., 2012; Kwok et al.,

2012; Tleyjeh et al., 2012). Allerdings zeigt eine Studie, dass bei fortgesetzter PPI-Therapie kein erhöhtes Rezidivrisiko einer Clostridium-difficile-Infektion besteht (Freedberg et al., 2013).

1.4.3 Blut: PPI und Anämie

Der vorherrschende Mechanismus für Anämie bei Patienten unter PPI-Therapie entsteht durch eine Magensäurereduktion, die vermutlich zu einer verringerten Absorption von Eisen und Vitamin B12 führt. Wenn der pH-Wert des Magens über 3 liegt, werden dreiwertiges Eisen ($Fe3+$) nur unzureichend zu der zweiwertigen Form ($Fe2+$) reduziert, was zu einer verminderten Absorption führt. Cobalamin ist ein wasserlösliches Vitamin, das stark an Nahrungsprotein gebunden ist. Bei normalem Säuregehalt des Magens bewirken Salzsäure und Pepsin die Freisetzung von Cobalamin, wodurch es sich an R-Proteine im Speichel binden und so Cobalamin auf den Intrinsic-Faktor übertragen kann. Der Cobalamin-Intrinsic-Faktor-Komplex ermöglicht dann die Resorption von Cobalamin im terminalen Ileum. Es wird vermutet, dass durch PPI verursachte Hypochlorhydrie diesen Absorptionsprozess stört und zu Anämie führt (Vaezi et al., 2017).

In einer amerikanischen Fallkontrollstudie wurde zwischen 1997 und 2011 insgesamt 25.956 Patienten mit diagnostiziertem Vitamin-B12-Mangel untersucht. Von ihnen erhielten 12% der Personen über einen Zeitraum von mehr als zwei Jahren einen PPI und 4,2% erhielten einen H2-Rezeptor-Blocker. Es wurde festgestellt, dass sich eine PPI-Therapie negativ auf den Vitamin B12 Spiegel auswirkte. Dieser Effekt verstärkte sich umso mehr, je höher die verordnete PPI-Dosis war und je kürzer der Zeitraum der PPI-Therapie zurücklag. Es fiel auf, dass bei jüngere Patienten die stärksten Auswirkungen auf den Vitamin B12-Spiegel beobachtet wurde, während sich der Effekt mit zunehmender Alter verringerte (J.R. Lam et al., 2013).

Angesichts dieser Ergebnisse könnte es ratsam sein, bei Patienten, die eine langfristige PPI-Therapie beispielsweise nach zwei Jahren erhalten, eine Überprüfung des Blutbildes hinsichtlich einer möglichen megaloblastären Anämie sowie eine Messung des Serum-Vitamin-B12-Spiegels durchzuführen (Mössner, 2016). Jedoch konnten andere Studien keine ausreichende Evidenz dafür liefern (den Elzen et al., 2008; Hartman et al., 2016).

1.4.4 Nieren: PPI und interstitielle Nephritis

Die Evidenz, die einen Zusammenhang zwischen PPI und chronischer Nierenerkrankung belegt, ist bisher begrenzt und wenig aussagekräftig. Ein vorgeschlagener Mechanismus für akute und chronische Nierenerkrankungen beinhaltet eine seltene, aber wahrscheinlich idiosynkratische Wirkung von PPI auf die Nieren, die zu wiederkehrenden akute interstitielle Nephritis (AIN) führt. AIN ist eine humorale und zellvermittelte Überempfindlichkeitsreaktion, die zu einer Entzündung des Niereninterstitiums und der Nierentubuli führt. PPI-induzierte AIN kann subtil sein und keine systemischen allergischen Manifestationen aufweisen. Ältere Menschen können einem besonderen Risiko ausgesetzt sein (Blank et al., 2014). Der erste Bericht über Omeprazol-induzierte AIN stammt aus dem Jahr 1992 (Ruffenach et al., 1992). Später wurden weitere Fälle von AIN gemeldet (Sierra et al., 2007). Im Jahr 2017 wurden zwei weitere Studien veröffentlicht, darunter eine Metaanalyse. Beide zeigen eine schwache Assoziation und können ein verbleibendes Confounding nicht ausschließen (Klatte et al., 2017; Wijarnpreecha et al., 2017).

1.4.5 Knochen: Bruch und Osteoporose

Ein möglicher Mechanismus für Knochenschwund mit anschließendem Frakturrisiko und PPI-Einsatz ist die Verringerung der Magensäure mit anschließender Hypergastrinämie. Ersteres kann zu einer Malabsorption von Kalzium und Vitamin B12 führen, letzteres dazu sekundärer Hyperparathyreoidismus. Vitamin-B12-Mangel kann zu Homocysteinämie führen, die mit einer verminderten Knochenstärke einhergeht (Vaezi et al., 2017). In Tiermodellen führte eine Hypergastrinämie aufgrund der PPI-Therapie zu einer Nebenschilddrüsenhyperplasie, die zu einer verringerten Knochendichte des Femurs führte (Gagnemo-Persson et al., 1994; Grimelius et al., 1977).

Es besteht ein umstrittener, aber noch unbewiesener Zusammenhang zwischen PPI und dem Frakturrisiko (Thong et al., 2019). In einer retrospektiven Studie an jungen gesunden Militärrekruten in Israel (Fedida et al., 2019) sowie in einer retrospektiven Studie an älteren Erwachsenen in Taiwan (Lai et al., 2018) wurde kein erhöhtes Frakturrisiko berichtet. Andererseits berichtet eine Studie, die auf der südkoreanischen National Health Information Database basiert, über ein leicht erhöhtes Hüftfrakturrisiko im Zusammenhang mit PPI (Min et al., 2020). Möglicherweise erklärt sich das vermehrte Auftreten von Frakturen in einigen Studien dadurch, dass PPI-Anwender häufiger an Begleiterkrankungen wie Schlaganfall und Demenz leiden, die zu Stürzen führen können. Dennoch empfiehlt American Gastroenterological Association keine routinemäßige Überwachung der Knochenmineraldichte bei Patienten mit Langzeitanwendung von PPI (Freedberg et al., 2017).

1.4.6 Herz: Myokardinfarkt und Schlaganfall

Bislang gibt es nur begrenzte Evidenz, die einen Zusammenhang zwischen PPI und einem erhöhten Risiko schwerwiegender unerwünschter kardialer Ereignisse aufzeigt. Der zugrunde liegende pathophysiologische Zusammenhang besteht darin, dass PPI mit dem hepatischen Cytochrom P450 2C19-Isoenzym konkurrieren können und dadurch die Aktivierung von Clopidogrel bei Patienten mit akutem Koronarsyndrom gehemmt wird (Ho et al., 2009). Dies würde die Wahrscheinlichkeit einer Gerinnselbildung bei Patienten mit einem Risiko für Koronarthrombose und Myokardinfarkt erhöhen.

Gemäß einer Metaanalyse von siebzehn randomisierten kontrollierten klinischen Studien aus dem Jahr 2017 hatten Patienten, die PPI zur Behandlung von GERD einnahmen, ein um 70% höheres Risiko für schwere kardiovaskuläre Ereignisse (Sun et al., 2017). Hingegen wurden im Jahr 2018 drei Studien veröffentlicht, die die kardiovaskuläre Sicherheit von PPI unterstützen (Landi et al., 2018; Nguyen et al., 2018). Eine dieser Studien umfasste in Dänemark 214.998 Personen ohne Vorgeschichte eines Myokardinfarkts oder Schlaganfalls, die sich zwischen 1997 und 2012 einer elektiven oberen Endoskopie unterzogen. Dabei wurde festgestellt, dass bei aktuellen PPI-Anwendern nur ein minimaler Anstieg von ischämischen Schlaganfällen und Myokardinfarkten auftrat (Sehested et al., 2018).

1.4.7 Gehirn: PPI und Demenz

Die vorgeschlagene Begründung für den Zusammenhang zwischen PPI-Anwendung und Demenz basiert auf zwei postulierten Mechanismen: einem Vitamin-B12-Mangel und erhöhten Beta-Amyloid-Spiegeln im Gehirn. Vitamin-B12-Mangel ist mit kognitivem Verfall assoziiert (O'Leary et al., 2012; Reynolds, 2006). Frühere epidemiologische Studien hatten bereits auf einen Zusammenhang zwischen der Unterdrückung der Magensäure und einem reduzierten Vitamin-B12-Spiegel hingewiesen (Jameson R. Lam et al., 2013). Eine alternative Begründung liegt darin, dass eine PPI-Langzeittherapie möglicherweise zu einer erhöhten Produktion von Beta-Amyloid führt (Badiola et al., 2013) oder den Abbau dieses Proteins beeinträchtigt, indem sie die Funktion der Lysosomen in Mikroglia negativ beeinflusst (Fallahzadeh et al., 2010). Die Akkumulation von Beta-Amyloid wird als eine der potenziellen Ursachen für die Entstehung von Alzheimer-Demenz betrachtet (Querfurth & LaFerla, 2010).

Allerdings konnten in mehreren Studien keinen Zusammenhang zwischen PPI-Anwendung und kognitiver Dysfunktion nachgewiesen werden (Gray et al., 2018; Lochhead et al., 2017; Taipale et al., 2017; Wod et al., 2018). Nun liefert die Auswertung von Daten aus der prospektiven, bevölkerungsbasierten, longitudinalen ARIC-Studie („Atherosclerosis Risk in Communities") neue Evidenz, dass die kumulative Anwendung von PPI über einen Zeitraum von >4,4 Jahren mit einem erhöhten Demenzrisiko assoziiert ist (Northuis et al., 2023). „Weitere Forschung ist aber dringend notwendig, um die Zusammenhänge zwischen dem kumulativen PPI-Einsatz und der Entwicklung von Demenz zu sichern und vor allem die Kausalität zu verstehen", so Prof. Dr. Peter Berlit, Generalsekretär der Deutsche Gesellschaft für Neurologie (*ARIC Studie: kumulatives Demenzrisiko bei Gebrauch von Protonenpumpenhemmern* 2023).

1.4.8 Leber: Hepatische Enzephalopathie

Es wurden zwei Theorien zur Erklärung des erhöhten Risikos einer hepatischen Enzephalopathie und der längeren PPI-Anwendung vorgestellt. Die erste erfordert eine

Veränderung der Darmflora; Die durch PPI-Therapie hervorgerufene Hypochlorhydrie kann zu einem übermäßigen Wachstum von Dünndarmbakterien führen, was anschließend für die Entwicklung einer hepatischen Enzephalopathie von Bedeutung sein könnte (Bajaj et al., 2014). Der zweite Mechanismus bezieht sich darauf, dass eine längere PPI-Anwendung die physiologische Absorption verschiedener Mikronährstoffe wie Magnesium und Vitamin B12 beeinflusst (Ito & Jensen, 2010). Niedrige Serummagnesiumspiegel sind ein prädiktiver Faktor für das Auftreten einer hepatischen Enzephalopathie nach einer Lebertransplantation (Lopes et al., 2013).

1.4.9 Muskel: Myopathie

Es wurde berichtet, dass die gleichzeitige Verabreichung eines PPI mit einem NSAID oder Statin (3-Hydroxy-3-Methyl-Glutaryl-Coenzym-A-Reduktase-Inhibitor) zu Rhabdomyolyse führt (Clark & Strandell, 2006; Dehesa & Kassel, 2000; Nozaki et al., 2004; Tröger et al., 2010; Yusoff et al., 1999). Statine werden normalerweise durch CYP3A4 metabolisiert und PPI können dieses Enzym in unterschiedlichem Ausmaß hemmen. Somit umfasst der vorgeschlagene Mechanismus die Hemmung des Statinstoffwechsels durch die PPI-Therapie, was dosisabhängigen Nebenwirkungen, einschließlich Myopathie, verursacht.

1.4.10 Magen: Fundusdrüsenpolypen

Es wird angenommen, dass die Unterdrückung der Magensäure zu einer Hyperplasie der Belegzellen führt, was histologische Veränderungen und die Bildung von Polypen zur Folge hat (Vaezi et al., 2017). Die Anwendung von PPI kann auch die Entwicklung von Fundusdrüsenzysten und eine Schleimblockade der Fundusgruben aufgrund des verringerten Flusses von Drüsensekreten begünstigen (Cats et al., 2000). Eine Metaanalyse, die Daten aus 12 Studien mit insgesamt über 87.324 Patienten umfasst, zeigt, dass die Langzeitanwendung von PPI (≥12 Monate) mit einem erhöhten Risiko für die Entwicklung von Fundusdrüsenpolypen verbunden ist (Tran-Duy et al., 2016).

1.4.11 Zusammenfassung der Nebenwirkungen

Die langfristige Einnahme von PPI ist mit gewissen Risiken und potenziellen Nebenwirkungen assoziiert. Es ist jedoch erwähnenswert, dass die meisten der veröffentlichten schwerwiegenden Nebenwirkungen, die PPI zugeschrieben wurden, in aktuellen und ordnungsgemäß konzipierten Studien widerlegt wurden (Schubert, 2020).

Zusätzlich bietet Tab. 2 eine kompakte Übersicht über die möglichen Nebenwirkungen einer PPI-Langzeittherapie sowie ihre entsprechenden pathophysiologischen Mechanismen, aufgeschlüsselt nach Organsystemen.

Tab. 2: Zusammenfassung der möglichen Nebenwirkungen einer PPI-Langzeittherapie und ihrer pathophysiologischen Mechanismen

Organsystem	Mögliche Folgen einer PPI-Langzeittherapie	Möglicher pathophysiologischer Mechanismus
Lunge	Pneumonie	Übermäßiges Wachstum von Magenbakterien → Mikroaspiration → Lungenkolonisierung → Pneumonie Beeinträchtigung der Funktion der neutrophilen Granulozyten
Darm	Gastrointestinale Infektionen	Veränderung der Darmflora
Blut	Anämie	Eisen- und Vitamin-B12-Mangel
Nieren	Wiederholte akute interstitielle Nephritis	Idiosynkratische Wirkung von PPI auf die Nieren
Knochen	Frakturrisiko Osteoporose	Malabsorption von Kalzium und Vitamin B12 Hypergastrinämie führt zu Hyperparathyreoidismus
Herz	Myokardinfarkt Schlaganfall	Hemmung der Aktivierung von Clopidogrel
Gehirn	Demenz	Vitamin B12-Mangel Beta-Amyloid-Ablagerung
Leber	Hepatische Enzephalopathie	Veränderung der Darmflora Niedriger Serummagnesiumspiegel
Magen	Fundusdrüsenpolypen	Belegzellhyperplasie
Muskel	Myopathie	Hemmung des CYP3A4-Enzyms

1.5 Verordnungsepidemiologie

Seit der Einführung des ersten Vertreters der PPI-Gruppe, Omeprazol, im Jahr 1989, ist die Anzahl der PPI-Verschreibungen kontinuierlich angestiegen, und zwar nahezu linear über Jahrzehnte hinweg. Im Jahr 2016 erreichte die Verschreibung von PPIs ihren Höchststand und ist nach einem Rückgang im Jahr 2017 tendenziell jährlich wieder angestiegen (Beobachtungszeitraum 2013–2022). Im Jahr 2022 wurden insgesamt 3,8 Milliarden definierte Tagesdosen (DDD, „daily defined dose") an PPI verschrieben (Ludwig et al., 2023). Allerdings sind in dieser Zahl die rezeptfreien PPIs nicht enthalten, was darauf hinweist, dass der Gesamtverbrauch wahrscheinlich noch weiter gestiegen ist. Das bedeutet, dass theoretisch mehr als 12% der deutschen Bevölkerung täglich mit einem PPI hätten behandelt werden könnten.

Der Anstieg der PPI-Verordnungen bzw. die zunehmende PPI-Einnahme lässt sich vermutlich nicht durch eine Erweiterung der Indikationen erklären, da sich in den letzten Jahren keine neuen Indikationen ergeben haben, und die entsprechenden Präparate seit Jahren nicht mehr beworben werden. Obwohl epidemiologische Erhebungen darauf hinweisen, dass die Prävalenz der Refluxkrankheit in den Industrienationen steigt (Boeckxstaens et al., 2014; El-Serag et al., 2014), ist diese Zunahme in den letzten 10 Jahren nicht so signifikant, um die vermehrte Verordnung von PPI zu rechtfertigen (Ludwig et al., 2022).

Eine mögliche Erklärung für den zunehmenden PPI-Verbrauch könnte in ihrer hohen Wirksamkeit in Verbindung mit einer guten Verträglichkeit liegen. Dennoch erklärt dies allein nicht den breiten Einsatz der Säureblocker. Daher stellt sich die Frage, ob der Einsatz von PPI wirklich den entsprechenden medizinischen Indikationen entspricht.

2 Fragestellung und Zielsetzung der Studie

Die vorliegende Arbeit überprüft die Arztbriefe von 3.000 Patienten - jeweils 1.000 Patienten aus den Jahren 2018, 2020 und 2022 - bei Aufnahme und Entlassung in Bezug auf eine PPI-Verschreibung und eine adäquate PPI-Indikation. Ziel der Arbeit ist zu erfassen, in wie vielen Fällen eine PPI-Medikation indikationsgerecht erfolgte und wie sich das Ergebnis im Laufe der Jahre 2018, 2020 und 2022 entwickelte. Es sollte damit ebenso untersucht werden, wie sich die Ergebnisse aus den gleichen analysierten Patientendaten verändern würden, wenn man die PPI-Empfehlungen der aktualisierten Leitlinie der DGVS von 2022 berücksichtigt.

Daraus ergeben sich die nachfolgenden Fragestellungen, die unten aufgeführt sind.

2.1 Hauptfragestellungen

1. Wie viele Patienten erhielten eine Behandlung mit einem PPI?
2. Lässt sich in den ärztlichen Aufnahme- und Entlassungsberichten eine oder mehrere adäquate PPI-Indikationen identifizieren?
3. Welche PPI-Indikationen waren bei den analysierten Patienten am häufigsten vertreten?
4. Inwiefern wirken sich die PPI-Indikationen gemäß der aktualisierten Leitlinie der DGVS aus dem Jahr 2022 auf das Ergebnis aus?

2.2 Nebenfragestellungen

1. Welche PPI-Substanzen wurden am häufigsten verschrieben?
2. Welche Risikofaktoren für das Auftreten einer gastroduodenalen Ulkusblutung waren gemäß S2k-Leitlinie der DGVS aus den Jahren 2016 und 2022 am stärksten betroffen?

3 Material und Methoden

Bei der vorliegenden Studie handelt es sich um eine retrospektive Datenanalyse, bei der die ersten 1.000 stationär aufgenommenen Patienten der Jahre 2018, 2020 und 2022 im Internistischen Klinikum München Süd (IKMS) in Bezug auf eine eventuelle PPI-Medikation und PPI-Indikation in der Patientenaufnahme und -entlassung ausgewertet wurden. Somit wurden insgesamt 3.000 Patienten analysiert und die Auswertung umfasst folgende Zeiträume:

- **2018:** 01.01.2018 bis 15.02.2018
- **2020:** 01.01.2020 bis 18.02.2020
- **2022:** 01.01.2022 bis 23.02.2022

3.1 Patientenrekrutierung

Mittels des im Internistischen Klinikum München Süd installierten Krankenhausinformationssystems „CGM Clinical Workflow System“ (CGM) wurden alle Patienten identifiziert, die im obengenannten Zeitraum stationär aufgenommen wurden (n=3.000).

War im CGM **kein Arztbrief** zu einer Aufnahme vorhanden (n=254), wurde dies dokumentiert und der entsprechende Fall nicht weiter verfolgt. Desgleichen wurden Patienten ohne ärztlichen **Aufnahmebericht** (n=30) oder ohne **Entlassungsbrief** (n=11) nicht weiter bearbeitet. Fälle mit **unvollständigem Arztbrief** wurden ebenfalls aussortiert (n=67).

Patienten, die während ihres stationären Aufenthaltes auf der **Intensivstation** behandelt wurden (n=255), wurden von der weiteren Auswertung ausgeschlossen, da bei Aufnahme auf die Intensivstation kein Aufnahmebericht angelegt wurde. Ebenso wurden Patienten, die während ihres stationären Aufenthaltes **verstarben** (n=78), aufgrund fehlender Entlassmedikation von der Analyse ausgenommen.

Die übrigen **Arztbriefe** (n=2.305) wurden hinsichtlich einer Empfehlung zur PPI-Therapie kontrolliert und analysiert. Abbildung 1 schildert den Ablauf der Patientenrekrutierung.

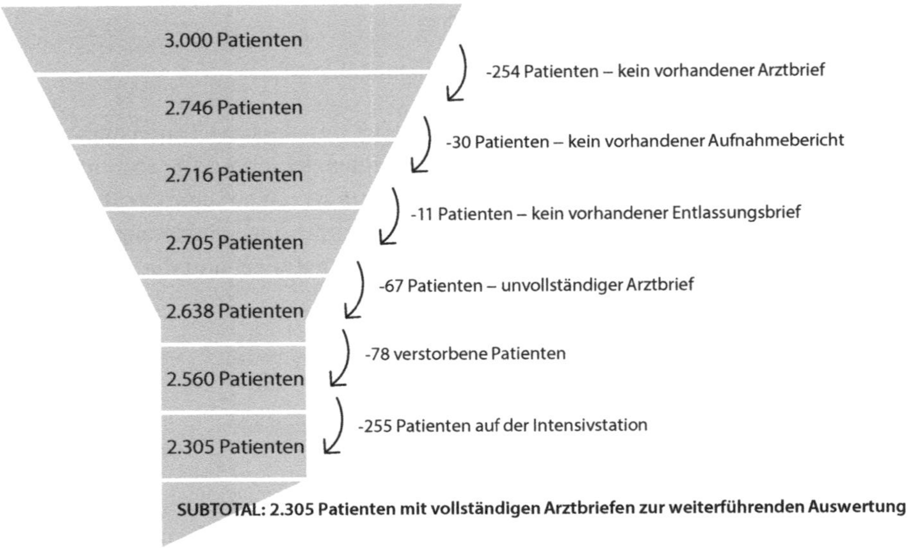

Abbildung 1: Ablauf der Patientenrekrutierung

3.2 Datenerhebung bei analysierten Patienten

Zunächst wurden die im CGM gespeicherten Aufnahmeberichte und Entlassungsbriefe von den **verbleibenden Patienten (n=2.305)** ausgewertet. Von jedem Patienten wurden die unten aufgeführten Daten in einem Erfassungsbogen notiert und anschließend in einer Microsoft Excel-Tab. erfasst.

Neben Patienten-ID wurden Geburtsdatum, Geschlecht, Datum der stationären Patientenaufnahme und -entlassung eingetragen. Zur Dokumentation der PPI-Medikation wurden bei Aufnahme und Entlassung des Patienten die Einnahme und Substanz des PPIs, die Dosierung, Anzahl der Medikamente und Diagnosen, PPI relevante Begleitmedikationen und Diagnosen erfasst. Für jeden Patienten wurde analysiert, ob sich aus den bekannten Diagnosen und Medikationen bei Aufnahme und Entlassung eine Indikation für den Einsatz eines PPIs ergibt. Hierbei wurden die Indikationen gemäß den **Fachinformationen** (Tab. 4) herangezogen sowie die **S2k-Leitlinie „*Helicobacter pylori* und gastroduodenale Ulkuskrankheit" der DGVS aus dem Jahr 2016** (Tab. 9) und **aus dem 2022** (Tab. 12) ausgewertet. Zusätzlich wurden allen Patienten gemäß **weiterer deutscher und internationaler Leitlinien** (Tab. 5) überprüft.

Der Erfassungsbogen kann unter Anhang A eingesehen werden.

3.3 Evaluation der Patienten

Im nächsten Schritt erfolgte die Überprüfung der **PPI-Einnahme** sowie der **PPI-Indikationen** bei jedem Patienten (n=2.305) sowohl **bei Aufnahme** als auch **bei Entlassung** gemäß den **Fachinformationen, weiteren Leitlinien** und **S2k-Leitlinie „*Helicobacter pylori* und gastroduodenale Ulkuskrankheit“ der DGVS aus dem Jahr 2016.** Dadurch entstanden separate Auswertungen für die Krankenhausaufnahme und die Krankenhausentlassung.

Inzwischen wurde im Juli 2022 eine endgültige Fassung der aktualisierten S2k-Leitlinie „Helicobacter pylori und gastroduodenale Ulkuskrankheit" der DGVS veröffentlicht, die die entsprechende Leitlinie aus dem Jahr 2016 ersetzt. Daraufhin wurde die PPI-Empfehlung für die übrigen Patienten (n=2.305) erneut bei **Aufnahme** und **Entlassung** gemäß **Fachinformationen, weiteren Leitlinien und S2k-Leitlinie „Helicobacter pylori und gastroduodenale Ulkuskrankheit" der DGVS aus dem Jahr 2022** überprüft. Dies führte erneut zu einer Auswertung bei Krankenhausaufnahme und einer weiteren bei Krankenhausentlassung.

Zusammengefasst wurde jeder analysierte Patient insgesamt **viermal** evaluiert: Einmal bei der **Krankenhausaufnahme** und einmal bei der **Entlassung** gemäß der PPI-Empfehlung der Fachinformationen, weiterer Leitlinien und der S2k-Leitlinie „Helicobacter pylori und gastroduodenale Ulkuskrankheit" der DGVS aus dem **Jahr 2016.**

Ebenso erfolgte eine Auswertung bei **Krankenhausaufnahme** und eine bei **Entlassung** gemäß der PPI-Empfehlung der Fachinformationen, weiterer Leitlinien und der S2k-Leitlinie „Helicobacter pylori und gastroduodenale Ulkuskrankheit" der DGVS aus dem **Jahr 2022.**

Abbildung 2 veranschaulicht den Prozess der Patientenevaluation.

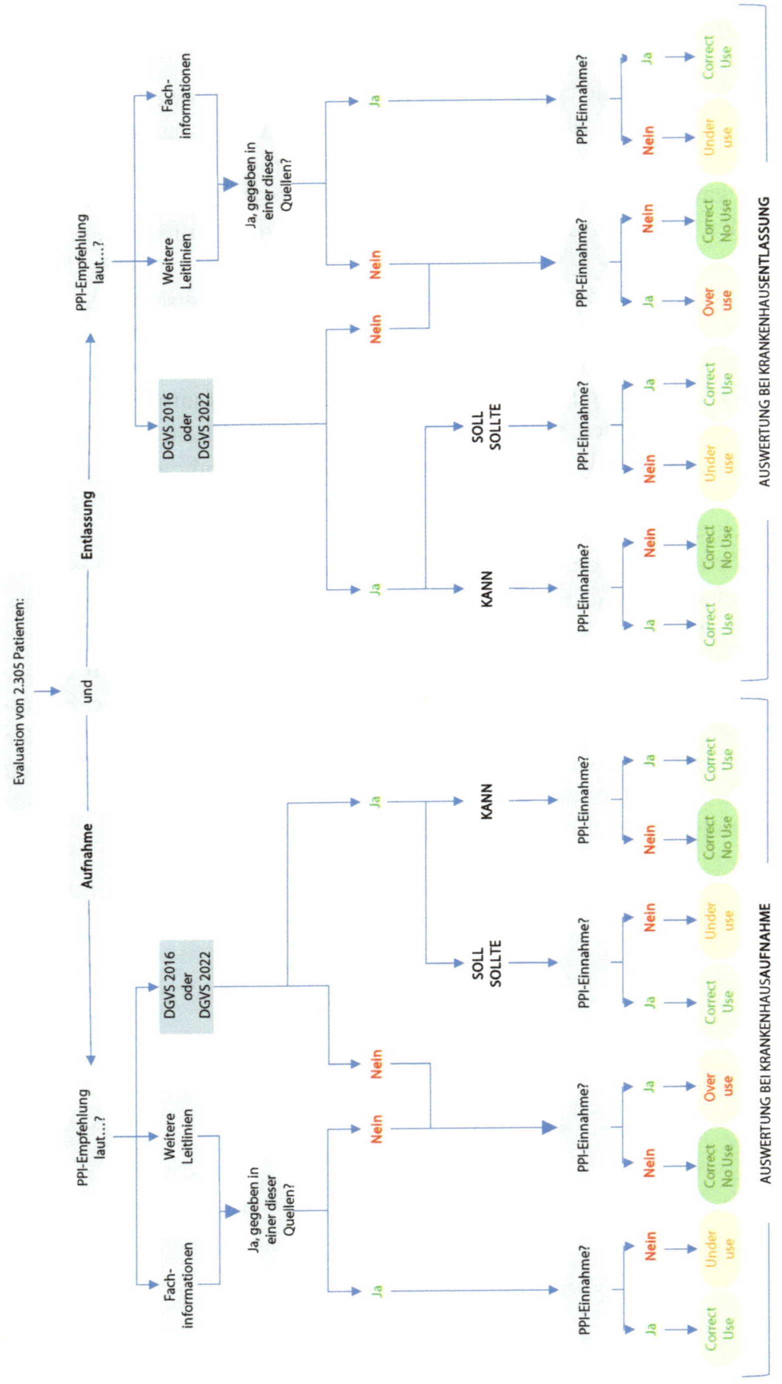

Abbildung 2: Prozess der Patientenevaluation

3.3.1 Patientenauswertung

In einem folgenden Schritt wurden **die verbleibenden Patienten (n=2.305)** basierend auf ihrer PPI-Einnahme und PPI-Empfehlung einer der vier Gruppen zugeordnet:

Gruppe *„correct use"*: Patienten, bei denen im Arztbrief sowohl eine Indikation für den Einsatz eines PPIs vorlag als auch eine PPI-Medikation verordnet wurde, wurden in die Gruppe *„correct use"* eingeordnet.

Gruppe *„correct no use"*: Als *„correct no use"* wurden diejenigen Patienten bezeichnet, bei denen im Arztbrief weder eine Indikation für den Einsatz eines PPIs vorlag, noch eine PPI-Verordnung verzeichnet war.

Gruppe *„underuse"*: Patienten, bei denen im Arztbrief eine Indikation für den Einsatz eines PPIs vorlag, die aber dennoch keine PPI-Therapie erhielten, wurden als *„underuse"* ausgewertet.

Gruppe *„overuse"*: Patienten, die eine PPI-Therapie im Arztbrief erhielten, obwohl keine adäquate Indikationsstellung vorlag, wurden zu der Gruppe *„overuse"* zugeordnet.

An dieser Stelle wird auf folgende Anmerkungen hingewiesen:
1. In dieser Arbeit wurden die Untergruppen A.1 (**ERD, NERD, Langzeittherapie GERD/NERD**), B.2 (**hypersensitiver Ösophagus, Reflux-Thorax-Schmerzsyndrom**), B.3 (**Funktionelle Dyspepsie**), B.4 (**Eosinophile Ösophagitis**) und B.5 (**Barrett-Ösophagus**) als Indikation für die Verschreibung von PPIs betrachtet. Folglich sollten Patienten, die diesen Untergruppen zugeordnet wurden, eine entsprechende PPI-Therapie erhalten. In den Leitlinien wird dieses Vorgehen jedoch als fakultative PPI-Verordnung (KANN-Empfehlung) bezeichnet.
2. Bei einer positiven PPI-Empfehlung in der S2k-Leilinie „*H. pylori* und gastroduodenale Ulkuskrankheit" der DGVS aus den Jahren 2016 und 2022 wurden die Patienten weiter nach der Stärke der Empfehlung (**SOLL, SOLLTE** und **KANN**) ausgewertet. In dieser Arbeit wurden SOLL- und SOLLTE-Empfehlungen als Indikation für die PPI-Einnahme betrachtet. Im Gegensatz dazu wurde eine KANN-Empfehlung als eine fakultative PPI-Verordnung interpretiert, da es sich dabei um eine offene Empfehlung handelt. Eine KANN-Empfehlung wurde dementsprechend als *correct no use* bewertet, falls der Patient kein PPI einnahm, während sie als *correct use* bewertet wurde, wenn der Patient ein PPI einnahm (siehe Abbildung 2).
3. Darüber hinaus ist es wichtig zu betonen, dass die verschiedenen Leitlinien sich nicht gegenseitig ausschließen, sodass bestimmte Patienten in mehrere Untergruppen klassifiziert werden können. In Fällen, in denen Patienten verschiedenen Empfehlungsstufen (SOLL, SOLLTE und/oder KANN) zugeordnet sind, wurde die Entscheidung über die Angemessenheit der PPI-Anwendung unter Berücksichtigung der „stärksten" Empfehlung getroffen, z.B.:

- Dem Patienten wird die PPI-Einnahme sowohl gemäß den Fachinformationen als auch gemäß der Leitlinie der DGVS (KANN) empfohlen → PPI Empfehlung = JA
- Dem Patienten wird die PPI-Einnahme sowohl gemäß der Leitlinie der DGVS (SOLLTE) und (KANN) empfohlen → PPI Empfehlung = JA

Die nachfolgende Tab. 3 gibt einen Überblick über die genannten Gruppen:

Tab. 3: Übersicht der Patientenauswertungsmöglichkeiten

Gruppe	PPI-Einnahme	PPI-Empfehlung
Correct use	Ja	Ja, gegeben in einer dieser Quellen: Fachinformationen Weitere Leitlinien DGVS 2016/2022: SOLL, SOLLTE, KANN
Correct no use	Nein	Nein
Underuse	Nein	Ja, gegeben in einer dieser Quellen: Fachinformationen Weitere Leitlinien DGVS 2016/2022: SOLL, SOLLTE
Overuse	Ja	Nein

3.4 Vorstellung der PPI-Empfehlungen

Es wurde bei allen **übrigen Patienten (n=2.305)** ausgewertet, ob eine Indikation zur Verordnung eines PPIs vorlag. Die Indikationen wurden den Fachinformationen entnommen (Gruppe A) oder stammen aus deutschen und internationalen Leitlinien, die nachfolgend noch detailliert aufgelistet werden (Gruppe B). Zudem wurden die S2k-Leilinie „*Helicobacter pylori* und gastroduodenale Ulkuskrankheit“ der DGVS aus dem Jahr 2016 (Gruppe C) und die aktualisierte Leitlinie aus dem Jahr 2022 zugrunde gelegt (Gruppe D).

- **Gruppe A:** Laut den Fachinformationen
- **Gruppe B:** Laut weiteren deutschen und internationalen Leitlinien
- **Gruppe C:** Laut S2k-Leilinie „*Helicobacter pylori* und gastroduodenale Ulkuskrankheit“ der DGVS aus dem Jahr 2016
- **Gruppe D:** Laut S2k-Leilinie „*Helicobacter pylori* und gastroduodenale Ulkuskrankheit“ der DGVS aus dem Jahr 2022

An dieser Stelle ist wichtig zu betonen, dass sich die Fachinformationen, deutschen und internationalen Leitlinien sowie die DGVS-Leitlinien grundsätzlich nicht gegenseitig ausschließen. Folglich können bestimmte Patienten gleichzeitig in mehrere Untergruppen fallen.

Zur Gruppenzusammenstellung und Definition wird auf die nachfolgenden Kapitel verwiesen.

3.5 Gruppe A: Empfehlungen zur PPI-Anwendung gemäß den Fachinformationen

Gruppe A umfasst Erkrankungen mit klaren evidenzbasierten Indikationen für PPI gemäß den Fachinformationen.

Diese Erkrankungen wurden in Untergruppen aufgeteilt und im Folgenden näher erläutert. Eine zusammenfassende Übersicht der genannten Indikationen und Dosisempfehlungen für die PPI-Therapie befindet sich in Tab. 4.

3.5.1 Vorstellung der Untergruppen A.1 bis A.6

Untergruppe A.1:
Diese Untergruppe umfasst Patienten mit der Diagnose einer **erosiven (ERD)** oder **nicht-erosiven Refluxkrankheit (NERD)**. Ebenso wurden hier Patienten eingeschlossen, die eine **Langzeittherapie der ERD/NERD** benötigten.

Untergruppe A.2:
Hierbei handelt es sich um Patienten, bei denen ein **Ulcus ventriculi** diagnostiziert wurde.

Untergruppe A.3:
In dieser Kategorie sind Patienten enthalten, bei denen die Diagnose eines **Ulcus duodeni** gestellt wurde.

Untergruppe A.4:
In diese Untergruppe wurden Patienten mit einem NSAR-induzierten Ulkus eingeordnet.[1]

Untergruppe A.5:
Hierzu gehören Patienten, bei denen eine *Helicobacter pylori*-Eradikation durchgeführt wurde.

Untergruppe A.6:
In Untergruppe A.6 wurden Patienten erfasst, bei denen das seltene Zollinger-Ellison-Syndrom diagnostiziert wurde, welches zu einer übermäßigen Säureproduktion führt.

1 **Anmerkung:** Laut den Fachinformationen ist eine **Primärprophylaxe von Ulzera unter** NSAR ebenfalls eine klare PPI-Indikation. Dieses Thema wird detailliert in den Untergruppen C.4 und D.1 angesprochen.

Tab. 4: Übersicht der Indikationen und Dosisempfehlung für die PPI-Therapie laut der jeweiligen Fachinformation

Untergruppen	Indikation für PPI	Dosis und Dauer der Therapie nach der jeweiligen Fachinformation
A.1	Erosive Refluxkrankheit (ERD)	PAN: 1–2 x 40 mg/d für 4–8 Wo. ESO: 1 x 40mg/d für 4–8 Wo. LAN: 1 x 30mg/d für 4–8 Wo. OME: 1 x 20–40 mg/d für 4–8 Wo. RAB: 1 x 20 mg/d für 4–8 Wo.
A.1	Nicht-erosive Refluxkrankheit (NERD)	PAN: 1 x 20–40 mg/d für 4 Wo. ESO: 1 x 20 mg/d für 4 Wo. LAN: 1 x 15–30 mg/d für 4 Wo. OME: 1 x 20 mg/d für 4 Wo. RAB: 1 x 10 mg/d für 4 Wo.
A.1	Langzeittherapie GERD/NERD	PAN: 1 x 20–40 mg/d ESO: 1 x 20 mg/d LAN: 1 x 15–30 mg/d OME: 1 x 10–40 mg/d RAB: 1 x 10–20 mg/d
A.2	Ulcus ventriculi	PAN: 1–2 x 40 mg/d für 4–8 Wo. ESO: keine Angabe LAN: 1 x 30 mg/d für 4–8 Wo. OME: 1 x 20–40 mg/d für 4–8 Wo. RAB: 1 x 20 mg/d für 4–8 Wo.
A.3	Ulcus duodeni	PAN: 1–2 x 40 mg/d für 2–4 Wo. ESO: Keine Angabe LAN: 1 x 30 mg/d für 2–4 Wo. OME: 1 x 20–40 mg/d für 2–4 Wo. RAB: 1 x 20 mg/d für 6–12 Wo.
A.4	NSAR-Ulzera	PAN: Keine Angabe ESO: 1 x 20 mg/d für 4–8 Wo. LAN: 1 x 30 mg/d für 4–8 Wo. OME: 1 x 20 mg/d für 4–8 Wo. RAB: Keine Angabe
A.5	H.p.-Eradikation	PAN: 2 x 40 mg/d für 7–14 d ESO: 2 x 20 mg/d für 7–14 d LAN: 2x 30 mg/d für 7–14 d OME: 2 x 20 mg/d für 7–14 d RAB: 2 x 20 mg/d für 7–14 d
A.6	Zollinger-Ellison-Syndrom	PAN: 2 x 40 – 2 x 80 mg/d ESO: 2 x 40 – 2 x 80 mg/d LAN: 1 x 60 – 2 x 90 mg/d OME: 1 x 60 – 2 x 60 mg/d RAB: 1 x 60 – 2 x 60 mg/d

PAN: Pantoprazol; ESO: Esomeprazol; LAN: Lansoprazol; OME: Omeprazol; RAB: Rabeprazol

3.6 Gruppe B: Empfehlungen zur PPI-Anwendung gemäß weiterer deutscher und internationaler Leitlinien

In Gruppe B sind Krankheitsbilder eingeschlossen, für die keine Zulassung für eine PPI-Therapie vorliegt. Allerdings wird der Einsatz durch deutsche und internationale Leitlinien empfohlen oder es existieren wissenschaftliche Evidenzen für den Einsatz von PPI.

Diese Erkrankungen wurden ebenfalls in Untergruppen aufgeteilt. Im Folgenden sind die entsprechenden Quellen bezüglich der PPI-Empfehlung angegeben, und eine zusammenfassende Darstellung der genannten Untergruppen findet sich in Tab. 5.

3.6.1 Vorstellung der Untergruppen B.1 bis B.7

Untergruppe B.1:
Hierbei handelt es sich um Patienten mit **extraösophagealen Manifestationen der Refluxkrankheit**. Gemäß dem Montreal-Konsens gelten Husten, Asthma, Laryngitis und dentale Erosionen als mögliche extraösophageale Manifestationen einer Refluxkrankheit (Vakil et al., 2006).

Hierzu empfiehlt die S2k-Leitlinie „Gastroösophageale Refluxkrankheit" aus dem Jahr 2014 (Koop et al., 2014):

> Statement 92: „Bei Verdacht auf eine extraösophageale Manifestation mit typischen Refluxsymptomen [...] sollte eine empirische PPI-Therapie erfolgen."

Eine aktualisierte Fassung dieser Leitlinie wurde im März 2023 publiziert. Gemäß der aktuellen S2k-Leitlinie zur „Gastroösophagealen Refluxkrankheit und Eosinophilen Ösophagitis" (Madisch et al., 2023) wird in Bezug auf dieses Thema eine PPI-Therapie aus der folgenden Empfehlung abgeleitet:

> Empfehlung 2.11: „Bei Verdacht auf eine extraösophageale Manifestation einer GERD im Erwachsenenalter sollte eine PPI-Therapie in doppelter Standarddosis (1-0-1) für 12 Wochen erfolgen. Bei Kindern und Jugendlichen soll zuerst eine Diagnostik erfolgen."

Untergruppe B.2:
In dieser Untergruppe wurden Patienten eingeschlossen, bei denen eine **Sonderform von Refluxbeschwerden** diagnostiziert wurde, wie beispielsweise ein **hypersensitiver Ösophagus**. Ebenso wurden Patienten mit einem **Reflux-Thorax-Schmerzsyndrom** berücksichtigt.

Hierfür wird ebenfalls die S2k-Leitlinie „Gastroösophageale Refluxkrankheit" aus dem Jahr 2014 (Koop et al., 2014) ausgesprochen:

> Statement 49: „Trizyklische Antidepressiva (TAD) und Serotoninwiederaufnahmehemmer (SSRI) können bei vermutetem bzw. nachgewiesenem hypersensitivem Ösophagus oder funktionellem Sodbrennen allein oder in Kombination mit einem PPI verordnet werden."
>
> Statement 64: „Ein Reflux-Thorax-Schmerzsyndrom sollte initial mit einem PPI in doppelter Standarddosis (1-0-1) für 2–4 Wochen behandelt werden."

Die S2k-Leitlinie zur „Gastroösophagealen Refluxkrankheit und Eosinophilen Ösophagitis" gibt keine klare Empfehlung für eine PPI-Therapie bei hypersensitivem Ösophagus (Madisch et al., 2023). In Bezug auf das Syndrom der Reflux-Thoraxschmerzen wird die folgende Empfehlung ausgesprochen:

> Empfehlung 2.12: „Bei klinischem Verdacht auf ein Reflux-Thoraxschmerz-Syndrom sollte eine Therapie mit der doppelten Standarddosis eines PPI (1-0-1) über 8 Wochen durchgeführt werden. (Kinder und Erwachsene)"

Untergruppe B.3:
In der Untergruppe B.3 wurden Patienten eingeordnet, die an einer **funktionellen Dyspepsie**, auch als **Reizmagen** bekannt, leiden.

Derzeit existiert keine deutsche Leitlinie für die Therapie von Patienten mit funktioneller Dyspepsie. Die aktuelle Leitlinie des American College of Gastroenterology (ACG) empfiehlt bei Patienten mit funktioneller Dyspepsie eine H. pylori-Diagnostik und ggf. die Eradikation. Für H. pylori-negative Patienten oder bei anhaltenden Beschwerden trotz Eradikation wird eine auf **8 Wochen befristete PPI-Therapie** empfohlen. Bei unzureichendem Ansprechen sollte die Therapie beendet werden, eine Dosissteigerung wird nicht empfohlen. Ebenso sollte die Anwendung von trizyklischen Antidepressiva und prokinetischer Therapie in Betracht gezogen werden (Moayyedi et al., 2017).

Im Jahr 2021 wurde ein Konsens der United European Gastroenterology (UEG) und der European Society for Neurogastroenterology and Motility (ESNM) zur funktionellen Dyspepsie veröffentlicht. Laut Statement 6.4 wird die „*PPI-Therapie als wirksame Behandlungsoption für funktionelle Dyspepsie betrachtet*". Die Dosierung des PPI wurde nicht genannt (Wauters et al., 2021).

Untergruppe B.4:
In diese Untergruppe befinden sich Patienten, bei denen eine **eosinophile Ösophagitis** diagnostiziert wurde.

Im März 2023 wurden in der S2k-Leitlinie „Gastroösophageale Refluxkrankheit und eosinophile Ösophagitis" (Madisch et al., 2023) aktualisierte Therapieempfehlungen für die eosinophile Ösophagitis veröffentlicht. Hier heißt es in Empfehlung 5.14:

> „Bei Erwachsenen mit aktiver eosinophile Ösophagitis sollte zur Remissionsinduktion eine Therapie mit topischen Corticosteroiden erfolgen. Alternativ kann bei Erwachsenen mit aktiver eosinophile Ösophagitis zur Remissionsinduktion eine Therapie mit hochdosierten Protonenpumpeninhibitoren oder eine 6-Food-Eliminationsdiät erfolgen." (Madisch et al., 2023)

Die aktuelle Leitlinie der American Gastroenterological Association (AGA) empfiehlt als Alternative auch weiterhin **eine PPI-Therapie** oder eine Diät unter Vermeidung der potenziellen Auslöser für eine eosinophile Ösophagitis (Hirano et al., 2020).

Untergruppe B.5:
Bei Patienten dieser Untergruppe liegt ein **Barrett-Ösophagus** vor.

Sowohl die frühere (Koop et al., 2014) als auch die aktuelle deutsche Leitlinie zur Refluxkrankheit (Madisch et al., 2023) enthalten keine explizite Empfehlung für eine PPI-Therapie beim Vorliegen eines Barrett-Ösophagus. Es wird jedoch darauf hingewiesen, dass die Refluxbeschwerden dieser Patienten mit einem PPI behandelt werden können.

Im Januar 2016 veröffentlichte das American College of Gastroenterology eine Leitlinie zur Diagnose und Behandlung des Barrett-Ösophagus (Shaheen et al., 2016), und im April 2022 wurde eine aktualisierte Version herausgegeben (Shaheen et al., 2022). Diese Leitlinien empfehlen hingegen **eine einmal tägliche PPI-Therapie** zur Chemoprävention, um das Risiko einer neoplastischen Progression zu reduzieren.

Untergruppe B.6:
In dieser Untergruppe handelt es sich um Patienten, bei denen im Verlauf schwerwiegender Erkrankungen das Auftreten von **Stressulzera** möglich ist. Daher sollte eine medikamentöse **Stressulzera-Prophylaxe** in Erwägung gezogen werden.

Die Empfehlung zur prophylaktischen Gabe von PPI findet sich in diesem Fall in der S2k-Leitlinie „H. pylori und gastroduodenale Ulkuskrankheit" aus dem Jahr 2016 (Fischbach et al., 2016). In der Empfehlung 7.12 lautet es:

> „Das Auftreten von sogenannten Stressulzera und die damit assoziierte Blutung im Rahmen schwerer Erkrankungen wie ARDS, Schock mit Hypotension, Sepsis, Polytrauma, Verbrennungen, Schädelhirntraumata mit neurochirurgischen Eingriffen, Leber-/Nierenversagen sowie andauernde mechanische Beatmung kann durch die prophylaktische Gabe von PPIs reduziert werden."

In der aktualisierten Leitlinie (Fischbach et al., 2022) wurde dies zu einer SOLLTE-Empfehlung geändert. In der Empfehlung 7.18 heißt es dann:

„Bei Intensivpatienten mit hohem Risiko einer gastroduodenalen Stressulkusblutung sollte eine medikamentöse Prophylaxe von Stressulzera und damit assoziierten Blutungen durchgeführt werden. Hierfür sollten Protonenpumpen-Inhibitoren verwendet werden."

Untergruppe B.7:
Hierbei handelt es sich um Patienten, die an einer **akuten Ulkusblutung** litten.

Hier wird auf die S2k-Leitlinie „Gastrointestinale Blutung" aus dem Jahr 2017 (Götz et al., 2017) als Quelle für die Empfehlungen zur Behandlung der akuten Ulkusblutung hingewiesen:

> Empfehlung 18: „Bei vermuteter nicht-variköser oberer gastrointestinaler Blutung sollen Protonenpumpenhemmer als intravenöse Bolusgabe (80 mg i. v.) verabreicht werden."
>
> Empfehlung 19: „Bei vermuteter nicht-variköser oberer gastrointestinaler Blutung sollten PPI intravenös, entweder als wiederholte Bolusgaben oder als kontinuierliche Applikation mittels Perfusor, bis zur Endoskopie fortgesetzt gegeben werden."

Tab. 5: Übersicht über Krankheitsbilder mit PPI-Empfehlungen von deutschen und internationalen Leitlinien oder mit wissenschaftlichen Evidenzen für den Einsatz von PPI

Untergruppe	Krankheitsbild	Evidenzen oder Leitlinienempfehlungen
B.1	Extraösophageale Manifestationen der Refluxkrankheit	SOLLTE: Probatorische PPI-Therapie aufgrund der guten Verträglichkeit. Dauer und Dosis werden nicht genannt (DGVS-Leitlinie Reflux 2014)
		SOLLTE: PPI-Therapie in doppelter Standarddosis (1-0-1) für 12 Wochen (DGVS-Leitlinie Reflux 2023)
B.2	Sonderform von Sodbrennen (hypersensitiver Ösophagus), Reflux-Thorax-Schmerzsyndrom	SOLLTE: PPI-Therapie in doppelter Standarddosis (1-0-1) für 2–4 Wochen (DGVS-Leitlinie Reflux 2014)
		SOLLTE: PPI-Therapie in doppelter Standarddosis (1-0-1) über 8 Wochen (DGVS-Leitlinie Reflux 2023)
B.3	Funktionelle Dyspepsie	PPI bei H. pylori-negativen Patienten oder bei Patienten mit Beschwerdepersistenz nach Eradikation (ACG Clinical Guideline 2017)
		PPI sind eine der Therapieoptionen (Konsens der UEG und der ESNM 2021)
B.4	Eosinophile Ösophagitis	KANN: Hochdosierte PPI (DGVS-Leitlinie Reflux 2023)
		PPI sind eine der Therapieoptionen (AGA Clinical guidelines 2020)
B.5	Barrett-Ösophagus	Keine PPI-Empfehlung in den deutschen Leitlinien von 2014 und 2022
		Einmal tägliche PPI-Therapie (ACG Clinical Guideline 2016 und 2022)

Untergruppe	Krankheitsbild	Evidenzen oder Leitlinienempfehlungen
B.6	Stressulkus-Prophylaxe	KANN: Im Rahmen schwerer Erkrankungen auf der Intensivstation können Stressulzera und die damit assoziierte Blutung durch die prophylaktische Gabe von PPI reduziert werden. (DGVS-Leitlinie H. pylori 2016)
		SOLLTE: Verwendung von PPI zur Prophylaxe von Stressulzera und den damit assoziierten Blutungen bei Intensivpatienten (DGVS-Leitlinie H. pylori 2022)
B.7	Akute Ulkusblutung	SOLLTE: Intravenöse Bolusgabe (80 mg i.v.) und im Anschluss fortgesetzte PPI-Gabe als Bolusgaben (meist 3 x 40 mg/d) oder kontinuierlich über Perfusor (meist 240 mg/24h) (S2k-Leitlinie Gastrointestinale Blutung 2017)

3.7 Gruppe C: Empfehlungen zur PPI-Anwendung gemäß S2k-Leitlinie „*Helicobacter pylori* und gastroduodenale Ulkuskrankheit" der DGVS aus dem Jahr 2016

In dieser Gruppe basieren alle Indikationen für die Anwendung von PPIs auf der S2k-Leitlinie „*Helicobacter pylori* und gastroduodenale Ulkuskrankheit" der DGVS aus dem Jahr 2016 (Fischbach et al., 2016), mit Ausnahme der Untergruppen C.12 („Gastritis") und C.13 („Erosionen im Magen und/oder Duodenum"). Die Leitlinie der DGVS enthält keine spezifische Empfehlung für die Anwendung von PPI bei „Gastritis" und „Erosionen im Magen und/oder Duodenum". Dennoch wird in der medizinischen Literatur die Verwendung von PPIs bei entsprechenden Beschwerden allgemein akzeptiert. Infolgedessen wurde diese Untergruppen als offene Empfehlungen, d.h. als KANN klassifiziert.

3.7.1 Empfehlungsgraduierung

Die Stärke der Empfehlungen erfolgte über die Formulierung **soll, sollte** und **kann** (Tab. 6). Die Empfehlungen wurden mittels eines Delphiverfahrens unter Beteiligung aller Leitlinienmitarbeiter durch eine 3-stufige Entscheidungsskala abgestimmt (ja, unentschieden, nein) (Fischbach et al., 2016).

Eine **SOLL-Empfehlung** auf S2k-Niveau einer Leitlinie bedeutet eine starke Empfehlung mit hoher Verbindlichkeit. Bei einer **SOLLTE-Empfehlung** handelt es sich um eine einfache Empfehlung mit mittlerer Verbindlichkeit. Hingegen ist eine **KANN-Empfehlung** offen und mit geringer Verbindlichkeit, was bedeutet, dass die Empfehlung in Erwägung gezogen oder vernachlässigt werden kann.

Jede Untergruppe der Gruppe C bezieht sich auf eine Empfehlung der genannten Leitlinie, die mit den Formulierungen soll, sollte oder kann eingeordnet wurde.

Anmerkung: In der gewählten Methodik ist es möglich, dass Patienten mehreren Untergruppen zugeordnet werden können. Um die Klassifizierung in *correct (no) use* bzw. *under/overuse* zu ermöglichen, wurde stets die „stärkste" Empfehlung pro Patient im Hinblick auf die Leitlinien der DGVS berücksichtigt.

Tab. 6: Schema zur Graduierung von Empfehlungen[2] (Fischbach et al., 2016)

Syntax	Beschreibung
soll	Starke Empfehlung
sollte	Empfehlung
kann	Empfehlung offen

3.7.2 Risikofaktoren für eine gastroduodenale Ulkusblutung

Um die Patienten dieser Gruppe zu analysieren, war es von zentraler Bedeutung, die Risikofaktoren für eine gastroduodenale Ulkusblutung klar zu definieren.

In der S2k-Leitlinie „*Helicobacter pylori* und gastroduodenale Ulkuskrankheit" der DGVS aus dem Jahr 2016 wurden folgende Punkte als **Risikofaktoren für eine gastroduodenale Blutung** bezeichnet:

- Höheres Lebensalter (≥ 65 Jahre)
- Ulkusanamnese
- *H. pylori*-Infektion
- Schwerer Verlauf einer Allgemeinerkrankung
- Komedikation mit Glukokortikoiden
- Komedikation mit gerinnungsaktiven Medikamenten
- Komedikation mit selektiven Serotonin Reuptake Inhibitoren (SSRI)

Im Weiteren werden die Risikofaktoren „schwerer Verlauf einer Allgemeinerkrankung" und „Komedikation mit gerinnungsaktiven Medikamenten" näher erläutert.

3.7.2.1 Definition einer schweren Allgemeinerkrankung

In der aktuellen S2k-Leitlinie „*H. pylori* und gastroduodenale Ulkuskrankheit" (Fischbach et al., 2022) werden im Kommentar zu Statement 7.4 die folgenden Erkrankungen als schwerwiegend genannt: das Vorliegen eines Malignoms, einer fortgeschrittenen Erkrankung der Nieren, der Leber, der Lunge und/oder einer fortgeschrittenen kardiovaskulären Erkrankung sowie eines Diabetes mellitus. Der Schweregrad dieser Krankheiten wurde nicht spezifiziert.

In diesem Zusammenhang wurden in den **Gruppen C und D** die folgenden Erkrankungen als schwerer Verlauf einer Allgemeinerkrankung betrachtet:

2 Negative Empfehlungen werden entsprechend formuliert.

- **Fortgeschrittene Nierenerkrankung:** Niereninsuffizienz nach KDIGO ab Stadium G3b (GFR < 45ml/min/1,73m2)
- **Fortgeschrittene Lebererkrankung:** Fettleberhepatitis (NASH), Virushepatitis und Leberzirrhose
- **Fortgeschrittene Lungenerkrankung:** Asthma ab Stadium II, COPD ab Stadium II und Lungenfibrose
- **Fortgeschrittene kardiovaskuläre Erkrankung:** manifeste pAVK, koronare Herzerkrankung, Herzinsuffizienz ab NYHA 3, Apoplex und unzureichend eingestellte Hypertonie
- **Vorliegen eines Malignoms**
- **Diabetes mellitus**
- **Chronische Pankreatitis**

Sofern bei den analysierten Patienten mindestens eine der genannten Erkrankungen vorlag, wurde dies dokumentiert und als Risikofaktor bewertet.

3.7.2.2 Definition der gerinnungsaktiven Substanzen:

Hierbei wurden die gerinnungsaktiven Medikamenten, die im Kommentar des Präambels der S2k-Leitlinie „*H. pylori* und gastroduodenale Ulkuskrankheit" aus dem Jahr 2016 (Fischbach et al., 2016) aufgeführt wurden, als Risikofaktor bezeichnet.

> „Zu den gerinnungsaktiven Substanzen gehören **Vitamin K-Antagonisten** (VKA), **neue orale Antikoagulantien** (NOAK: Faktor Xa-Hemmer [Apixaban, Rivaroxaban, Edoxaban] und **Thrombin-Hemmer** [Dabigatran]), **selektive Faktor X-Hemmer** (Fondaparinux), **Heparine, Thrombozytenaggregationshemmer, niedrig dosierte Acetylsalicylsäure** (75 – 100 mg – im folgenden als ASS bezeichnet) und **traditionelle nicht steroidale Antirheumatika** incl. höher-dosiertes ASS (tNSAR)".

Die nachstehende Tab. 7 gibt einen Überblick über die gerinnungsaktiven Substanzen und ihre entsprechenden Wirkstoffe:

Tab. 7: Gerinnungsaktive Substanzen und deren Wirkstoffe

Gerinnungsaktive Substanzen	Wirkstoffe
Vitamin-K-Antagonisten (VKA)	Phenprocoumon Warfarin
Neue orale Antikoagulantien (NOAK) bzw. direkte orale Antikoagulantien (DOAK)	Orale direkte Faktor-Xa-Inhibitoren: Apixaban Rivaroxaban Edoxaban Orale direkte Thrombin-Inhibitoren: Dabigatran
Nicht-orale Antikoagulation	Unfraktioniertes Heparin (s.c, i.v.) Niedermolekulare Heparine (s.c.) Fondaparinux (s.c.)
Thrombozytenaggregationshemmer	Irreversible Cyclooxygenase-1-Hemmer (ASS): Acetylsalicylsäure (ASS) ADP-Rezeptor-Hemmer (P2Y12-Inhibitoren): Clopidogrel Prasugrel Ticagrelor Glykoprotein-IIB/IIIa-Antagonisten (i.v.-Applikation): Abciximab Tirofiban Eptifibatid
Nicht-steroidale Antirheumatika (NSAR, NSAID) – Unselektive COX-Hemmer	Diclofenac Ibuprofen Indometacin Acetylsalicylsäure (ASS) Naproxen
Nicht-steroidale Antirheumatika (NSAR, NSAID) – Selektive COX -2 – Hemmer (Coxibe)	Celecoxib Etoricoxib Parecoxib

3.7.3 Vorstellung der Untergruppen C.1 bis C.13

Untergruppe C.1:
Bei dieser Untergruppe handelt es sich um Patienten, die **neben tNSAR ein ASS, einen sonstigen Thrombozytenaggregationshemmer, ein NOAK oder VKA** einnahmen.

Hierzu empfiehlt die S2k-Leitlinie „*H. pylori* und gastroduodenale Ulkuskrankheit" der DGVS aus dem Jahr 2016 (Fischbach et al., 2016) in Statement 7.3:

> „Bei einer kombinierten Therapie mit einem tNSAR und entweder ASS, einem sonstigen Thrombozytenaggregationshemmer, einem NOAK oder VKA **soll** eine Prophylaxe mit einem PPI durchgeführt werden."

Stärke der Empfehlung: Soll

Untergruppe C.2:
In diese Untergruppe wurden Patienten eingeschlossen, die unter medikamentöser **Dauertherapie mit ASS, sonstigem Thrombozytenaggregationshemmer, NOAK und/ oder VKA** eine **gastroduodenale Ulkusblutung** erlitten haben.

Die Empfehlung für eine PPI-Therapie findet sich ebenfalls in der S2k-Leitlinie „*H. pylori* und gastroduodenale Ulkuskrankheit“ der DGVS aus dem Jahr 2016 (Fischbach et al., 2016) in Statement 7.7:

> „Wenn eine gastroduodenale Ulkusblutung unter einer Dauertherapie mit ASS, einem sonstigem Thrombozytenaggregationshemmer, NOAK und/oder VKA auftritt, **soll** eine Dauertherapie mit einem PPI vorgenommen werden.“

Stärke der Empfehlung: Soll

Untergruppe C.3:
Diese Untergruppe umfasst Patienten, die eine **gleichzeitige Therapie mit zwei gerinnungsaktiven Substanzen** erhielten.

Hierzu steht im Statement 7.8 (Fischbach et al., 2016):

> „Im Falle einer gleichzeitigen Therapie mit zwei gerinnungsaktiven Substanzen **soll** eine Prophylaxe mit einem PPI erfolgen.“

Stärke der Empfehlung: Soll

Untergruppe C.4
Bei diesen Patienten wurde eine Therapie mit **tNSAR** durchgeführt, während gleichzeitig **mindestens ein Risikofaktor** für eine gastroduodenale Ulkusblutung vorlag.

Hierfür wird ebenfalls auf die S2k-Leitlinie „H. pylori und gastroduodenale Ulkuskrankheit" (Fischbach et al., 2016), Statement 7.1, verwiesen:

> „Wenn eine Therapie mit einem tNSAR begonnen wird, **sollte** gleichzeitig eine Therapie mit einem PPI durchgeführt werden, sofern mindestens ein Risikofaktor für eine gastroduodenale Ulkusblutung vorliegt.“

Empfehlungsstärke: Sollte

Untergruppe C.5:
Bei Patienten dieser Untergruppe bestand die Konstellation aus einer **Therapie mit Coxib** und gleichzeitiger Anwendung von **entweder ASS, einem sonstigen Thrombozytenaggregationshemmer, NOAK oder VKA,** während gleichzeitig **ein Risikofaktor** für eine gastroduodenale Ulkusblutung vorlag.

Im Statement 7.3 heißt es dazu (Fischbach et al., 2016):

> „Bei einer kombinierten Therapie mit einem Coxib und entweder ASS, einem sonstigen Thrombozytenaggregationshemmer, einem NOAK oder VKA **sollte** eine Prophylaxe mit einem PPI erfolgen, wenn ein weiterer Risikofaktor für eine gastroduodenale Ulkusblutung vorliegt.“

Stärke der Empfehlung: Sollte

Untergruppe C.6:
Dieser Untergruppe wurden Patienten zugeteilt, die unter einer **Monotherapie mit ASS, einem sonstigen Thrombozytenaggregationshemmer, NOAK oder VKA eine obere gastrointestinale Ulkusblutung** entwickelt haben.

Die PPI-Empfehlung findet sich in der S2k-Leitlinie „*H. pylori* und gastroduodenale Ulkuskrankheit" im Statement 7.5 (Fischbach et al., 2016):

> „Wenn unter einer Therapie mit ASS, einem sonstigen Thrombozytenaggregationshemmer, NOAK oder VKA eine obere gastrointestinale Ulkusblutung eintritt, **sollte** bei Therapiefortführung eine dauerhafte PPI-Prophylaxe erfolgen."

Stärke der Empfehlung: Sollte

Untergruppe C.7:
Hierbei handelt es sich um Patienten, die **nach einer oberen gastrointestinalen Blutung** eine **erneute tNSAR-Therapie** benötigten.

Die PPI-Empfehlung hierzu wurde in der S2k-Leitlinie „*H. pylori* und gastroduodenale Ulkuskrankheit" (Fischbach et al., 2016) im Statement 7.6 erwähnt:

> „Wenn unter einer Dauertherapie mit tNSAR eine obere gastrointestinale Ulkusblutung auftritt, **sollten** die tNSAR bis zur Abheilung der Läsionen abgesetzt und anschließend im Falle einer erneuten Gabe eine Dauertherapie mit einem PPI vorgenommen werden."

Stärke der Empfehlung: Sollte

Untergruppe C.8:
Bei Patienten mit **M. Crohn-assoziierten gastroduodenalen Ulzera** empfiehlt die S2k-Leitlinie „*H. pylori* und gastroduodenale Ulkuskrankheit" im Statement 7.9 eine PPI-Therapie (Fischbach et al., 2016):

> „M. Crohn-assoziierte gastroduodenale Ulzera oder deren Komplikationen **sollten** primär mit Glukokortikoiden in Kombination mit einem PPI behandelt werden."

Stärke der Empfehlung: Sollte

Untergruppe C.9:
Diese Untergruppe beinhaltet Patienten mit Diagnose der **idiopathischen Ulzera**, das heißt, es handelt sich um Ulzera ohne erkennbare Ursache.

Die Empfehlung einer PPI-Therapie stammt ebenfalls aus der S2k-Leitlinie „*H. pylori* und gastroduodenale Ulkuskrankheit" (Fischbach et al., 2016). Im Statement 7.11 lässt sich dazu Folgendes ablesen:

> „Solange keine Ursache für die gastroduodenale Ulkuskrankheit gefunden wird (idiopatische Ulzera), **sollte** eine PPI-Dauertherapie erfolgen."

Stärke der Empfehlung: Sollte

Untergruppe C.10:
In dieser Untergruppe wurden Patienten eingeschlossen, die entweder **ASS, einen sonstigen Thrombozytenaggregationshemmer, NOAK** oder **VKA** einnahmen und gleichzeitig **einen Risikofaktor** für eine gastroduodenale Ulkusblutung aufwiesen.

Die Empfehlung für eine PPI-Prophylaxe ist im Statement 7.4 der oben genannten Leitlinie (Fischbach et al., 2016) verzeichnet:

> „Wenn eine Monotherapie mit ASS, einem sonstigen Thrombozytenaggregationshemmer, NOAK oder VKA durchgeführt wird, **kann** eine PPI-Prophylaxe erfolgen, sofern mindestens ein Risikofaktor für eine gastroduodenale Ulkusblutung vorliegt."

Stärke der Empfehlung: Kann

Untergruppe C.11:
Hierzu wurden Patienten zugeordnet, bei denen eine **Monotherapie mit einem selektiven Serotonin-Wiederaufnahmehemmer (SSRI) oder eine Kombination von SSRI mit NSAR** vorlag.

SSRI wie Paroxetin, Fluoxetin, Citalopram und Sertralin werden zur Behandlung von Depressionen und Angstzuständen eingesetzt. Eine Metaanalyse vom Jahr 2014 zeigt unter der Einnahme von SSRI eine erhöhte Rate an gastroduodenalen Ulkusblutungen, insbesondere wenn gleichzeitig NSAR eingenommen werden (Anglin et al., 2014).

In der S2k-Leitlinie „*H. pylori* und gastroduodenale Ulkuskrankheit" der DGVS aus dem Jahr 2016 lautet der Kommentar unter Statement 7.13:

> „Angesichts des erhöhten Blutungsrisikos unter SSRI **kann** die Komedikation mit PPI erwogen werden, insbesondere wenn gleichzeitig NSAR eingenommen werden."

Stärke der Empfehlung: Kann

Untergruppe C.12:
In dieser Untergruppe wurden Patienten zusammengefasst, die an einer **Gastritis** erkrankt waren.

„Gastritis" ist allerdings ein mehrdeutiger Begriff. Im klinischen Alltag wird hierunter ein Krankheitsbild verstanden, dass mit auf den Magen bezogenen Symptomen einhergeht, wie z.B. Nüchtern-Magenschmerz, sonstige Oberbauchschmerzen, Brennen im Oberbauch, postprandiale Übelkeit oder vorzeitiges Sättigungsgefühl. Der medizinische Fachterminus hierfür ist jedoch die funktionelle Dyspepsie oder Reizmagensyndrom (siehe Untergruppe B.3).

Daneben wird im endoskopischen Bericht beim Vorliegen von Erosionen manchmal von einer erosiven Gastritis besprochen (siehe Untergruppe C.13).

Im engeren Sinne versteht man unter einer Gastritis einen histologischen Befund mit Klassifikation der Entzündung gemäß Sydney-Klassifikation (Tab. 8). Eine klinisch wichtige und häufige Gastritis-Form ist die Typ B – Gastritis aufgrund von *Helicobacter pylori*.

Tab. 8: Sydney-Klassifikation der Gastritis

Kategorien	Ausprägung
Lokalisation	Pangastritis Korpusgastritis Antrumgastritis
Ätiologie	Autoimmungastritis (Typ A) Erregerinduzierte Gastritis (Typ B) Chemisch-toxisch induzierte Gastritis (Typ C) Sonderformen
Histomorphologie	Erythematöse/exsudative Gastritis Gastritis mit Erosionen Atrophische Gastritis Hämorrhagische Gastritis Refluxgastritis Riesenfaltengastritis
Grading	Histologische Entzündungsaktivität: Akut, chronisch oder chronisch-aktiv Schweregrad: normal, gering-, mittel- oder hochgradig

Wenn in den Diagnosen des Patienten die histologische Diagnose einer Typ B-Gastritis aufgeführt ist, wurde der Patient in die Gruppe A.5 aufgenommen. Wurden in den Diagnosen „Erosionen" oder „erosive Gastritis" genannt wurde der Patient in die Gruppe C.13 klassifiziert. In die Gruppe C.12 wurden die Patienten aufgenommen, die die Diagnose „Gastritis" aufwiesen ohne dass zu klären war, ob damit ein Reizmagensyndrom oder Erosionen vorlagen.

Die Leitlinie enthält keine spezifische Empfehlung für die Anwendung von PPI bei Gastritis. Dennoch kann nach Lehrbuchmeinung PPI bei entsprechenden Beschwerden eingesetzt werden (Messmann, 2021), auch wenn hierzu keine kontrollierten Studien vorliegen.

Infolgedessen wurde diese Untergruppe als eine offene Empfehlung ausgewertet.

Stärke der Empfehlung: Kann

Untergruppe C.13:
Diese Untergruppe umfasst Patienten, bei denen **Erosionen im Magen und/oder Duodenum** diagnostiziert wurden.

In dieser Hinsicht gibt es ebenfalls keine spezifische PPI-Empfehlung in der Leitlinie. Dennoch kann gemäß Lehrbuchmeinung die Anwendung von PPI in Betracht gezogen werden. Daher wurde diese Untergruppe als eine offene Empfehlung interpretiert.

Stärke der Empfehlung: Kann

Die nachfolgende Tab. 9 bietet einen zusammenfassenden Überblick über die Untergruppen C.1-C.13.

Tab. 9: Überblick über die Untergruppen C.1 bis C.13 gemäß PPI-Empfehlung der S2k-Leitlinie „*H. pylori* und gastroduodenale Ulkuskrankheit" aus dem Jahr 2016 (Fischbach et al., 2016)

Untergruppe	Medikation	Klinische Konstellation	PPI-Therapie	Stärke der Empfehlung
C.1	tNSAR	+ ASS oder sonstiger Thrombozytenaggregationshemmer oder NOAK oder VKA	PPI-Prophylaxe	soll
C.2	ASS, sonstiger Thrombozytenaggregationshemmer, NOAK und/oder VKA	+ gastroduodenale Ulkusblutung	PPI-Dauertherapie	soll
C.3	Kombination von zwei gerinnungsaktiven Substanzen		PPI-Prophylaxe	soll
C.4	tNSAR	Beginn einer Dauertherapie mit tNSAR + mindestens ein Risikofaktor[3]	Komedikation mit PPI	sollte
C.5	Coxib	+ ASS oder sonstiger Thrombozytenaggregationshemmer oder NOAK oder VKA + mindestens ein Risikofaktor[3]	PPI-Prophylaxe	sollte
C.6	ASS oder sonstiger Thrombozytenaggregationshemmer oder NOAK oder VKA	Ulkusblutung unter Monotherapie bei geplanter Therapiefortsetzung	Dauerhafte PPI-Prophylaxe	sollte
C.7	tNSAR-Dauertherapie	+ Ulkusblutung	PPI-Dauertherapie bei erneuter tNSAR-Therapie	sollte
C.8	Glukokortikoide	+ M. Crohn-assoziierte gastroduodenale Ulzera oder deren Komplikationen	Glukokortikoide + PPI	sollte
C.9		Idiopathische Ulzera mit Blutung	PPI-Dauertherapie	sollte
C.10	ASS oder sonstiger Thrombozytenaggregationshemmer oder NOAK oder VKA	+ mindestens ein Risikofaktor[3]	PPI-Prophylaxe	kann
C.11	SSRI	Monotherapie mit SSRI oder in Kombination mit NSAR		kann
C.12		Gastritis		kann
C.13		Erosionen im Magen und/oder Duodenum		kann

3 Risikofaktoren für eine gastroduodenale Blutung (siehe Kapitel 3.7.2).

3.8 Gruppe D: Empfehlungen zur PPI-Anwendung gemäß der aktualisierten S2k-Leitlinie „*Helicobacter pylori* und gastroduodenale Ulkuskrankheit" der DGVS aus dem Jahr 2022

Im Juli 2022 wurde die endgültige Fassung der aktualisierten S2k-Leitlinie „*H. pylori* und gastroduodenale Ulkuskrankheit" der DGVS veröffentlicht. Diese ersetzt die vorherige Leitlinie von 2016 (Fischbach et al., 2016) durch die neue Version von 2022 (Fischbach et al., 2022).

Daher wurden die 2.305 in dieser Arbeit analysierten Patienten erneut gemäß den Empfehlungen der aktualisierten S2k-Leitlinie „*H. pylori* und gastroduodenale Ulkuskrankheit" aus dem Jahr 2022 ausgewertet, und daraus resultierten die Untergruppen D.1 bis D.17.

Alle Untergruppen der Gruppe D beziehen sich auf eine PPI-Empfehlung gemäß der aktualisierten Leitlinie der DGVS von 2022 (Fischbach et al., 2022), mit Ausnahme der Untergruppen D.16 („Gastritis") und D.17 („Erosionen im Magen und/oder Duodenum"), ähnlich den Untergruppen C.12 und C.13. Auch in der aktualisierten Leitlinie enthält keine spezifische Empfehlung für die Anwendung von PPI bei „Gastritis" und „Erosionen im Magen und/oder Duodenum". Da jedoch in der medizinischen Literatur die Verwendung von PPIs bei entsprechenden Beschwerden allgemein akzeptiert wird, wurden auch diese Untergruppen als offene Empfehlungen, sprich als KANN, klassifiziert.

3.8.1 Formulierung der Empfehlungen

Nach dem gleichen Prinzip wie in der S2k-Leitlinie „*H. pylori* und gastroduodenale Ulkuskrankheit" aus dem Jahr 2016 erfolgte die Stärke der Empfehlungen in der aktualisierten Leitlinie von 2022 über die Formulierungen **soll, sollte** und **kann** (siehe Tab. 6). Zum detaillierten Verständnis der Empfehlungsformulierungen wird auf das Kapitel 3.7.1 verwiesen.

3.8.2 Risikofaktoren für das Auftreten von gastroduodenalen Ulzera und Ulkus-Komplikationen

In der aktualisierten S2k-Leitlinie „*H. pylori* und gastroduodenale Ulkuskrankheit" (Fischbach et al., 2022) wurden die Risikofaktoren für das Auftreten von gastroduodenalen Ulzera und/oder Ulkus-Komplikationen definiert.

In diesem Zusammenhang ist anzumerken, dass in den Gruppen C und D eine einheitliche Betrachtung derselben Erkrankung im gleichen Schweregrad als **schwere All-**

gemeinerkrankung erfolgte. Die Definition einer schweren Allgemeinerkrankung und die entsprechende Liste der betreffenden Erkrankungen finden sich im Abschnitt 3.7.2.1.

In Statement 7.3 und dem dazugehörigen Kommentar (Fischbach et al., 2022) werden als **Risikofaktoren für das Auftreten von unkomplizierten gastroduodenalen Ulzera** ein höheres Lebensalter (>60 Jahre), eine Ulkus-Vorgeschichte, das Vorliegen von häufigen oder seltenen Ulkusursachen (siehe Tab. 11) sowie das Vorhandensein schwerer Begleiterkrankungen genannt.

Zu den weiteren Risikofaktoren für das Auftreten von unkomplizierten gastroduodenalen Ulzera zählen auch Rauchen und besonders schwere psychosoziale Belastungssituationen (z.B. nach Erdbeben). Aufgrund unzureichender Informationen in den Arztbriefen konnte eine Beurteilung dieser Risikofaktoren nicht erfolgen und wurde daher in dieser Arbeit nicht berücksichtigt.

Die **Risikofaktoren für das Auftreten von Ulkus-Komplikationen** wurden in der aktualisierten Leitlinie (Fischbach et al., 2022) ebenfalls klar definiert:

> Statement 7.4: „Risikofaktoren für das Auftreten von Ulkus-Komplikationen (Blutung und/oder Perforation) sind ein Alter > 60 Jahre, eine Ulkus-Anamnese, die Einnahme von gerinnungsaktiven Substanzen (ASS, P2Y12-Inhibitoren, Antikoagulanzien), das Vorliegen schwerer sonstiger Erkrankungen und das Vorliegen von sonstigen Ulkusursachen. Ein erhöhtes Risiko von Ulkus-Komplikationen (Blutung und/oder Perforation) besteht bei Steroiden nur als Komedikation zu NSAR."

Die folgende Tab. 10 bietet einen zusammenfassenden Überblick über die Risikofaktoren für das Auftreten von gastroduodenalen Ulzera und Ulkus-Komplikationen.

Tab. 10: Risikofaktoren von gastroduodenalen Ulzera und Ulkus-Komplikationen

	Gastroduodenale Ulzera	Ulkus-Blutung /-Komplikationen
	Alter > 60 Jahre[4]	Alter > 60 Jahre
Risikofaktoren	Ulkus-Anamnese Vorliegen von Ulkusursachen (Tab. 11) Schwere Begleiterkrankungen	Ulkus-Anamnese Einnahme von gerinnungsaktiven Medikamenten: ASS, P2Y12-Inhibtoren, Antikoagulanzien (VKA, NOAK, selektive Faktor-Xa-Hemmer, Heparine) Vorliegen schwerer sonstiger Erkrankung (Kapitel 3.7.2.1) Vorliegen von sonstigen Ulkusursachen (Tab. 11) Steroide nur als Komedikation zu NSAR

Die Risikofaktoren **„Komedikation mit gerinnungsaktiven Medikamenten"** und **„sonstige Ursachen für gastroduodenale Ulzera"** werden im Folgenden näher erläutert.

4 Ein Alter über 60 Jahre ist sowohl ein Risikofaktor für die Entstehung von gastroduodenalen Ulzera als auch von Ulkuskomplikationen. Es stellt jedoch **allein keine Indikation** für eine PPI-Prophylaxe dar (Fischbach et al., 2022).

3.8.2.1 Definition der gerinnungsaktiven Substanzen

Laut aktualisierter S2k-Leitlinie „*H. pylori* und gastroduodenale Ulkuskrankheit" (Fischbach et al., 2022) zählen **ASS, P2Y12-Inhibitoren** und die **Antikoagulanzien** zu den gerinnungsaktiven Substanzen. Im Kommentar zu Statement 7.4 wird folgendes erläutert:

> „Zu den **Antikoagulanzien**, die als Risikofaktoren für das Auftreten einer Ulkus-Komplikation gelten, gehören sowohl **Vitamin-K-Antagonisten** (VKA), als auch **direkte orale Antikoagulanzien** (DOAKs), **selektive Faktor-Xa-Hemmer** (Fondaparinux) **und Heparine.**"

Sofern bei den analysierten Patienten eines der oben genannten gerinnungsaktiven Medikamente eingenommen wurde, wurde dies als Risikofaktor vermerkt.

Um einen Überblick über die gerinnungsaktiven Substanzen und deren Wirkstoffe zu verschaffen, wird auf Tab. 7 verwiesen.

3.8.2.2 Definition von sonstigen Ursachen für Magen- und/oder Duodenalulzera

Gemäß der aktualisierten S2k-Leitlinie (Fischbach et al., 2022) werden neben H. pylori-Infektion und der Einnahme von ASS/NSAR zahlreiche andere Erkrankungen als mögliche Ursachen für gastroduodenale Ulzera in Betracht gezogen. Diese Ursachen wurden aufgelistet und sind in Tab. 11 zu finden.

Sofern bei den analysierten Patienten **mindestens eine der unten aufgeführten Ursachen** für Magen- und/oder Duodenalulzera vorlag, wurde dies dokumentiert und als **Risikofaktor** für das Auftreten von gastroduodenalen Ulzera und Ulkus-Komplikationen bewertet.

Tab. 11: Seltene Ursachen für Magen- und/oder Duodenalulzera (Fischbach et al., 2022)

Entzündliche Erkrankungen	Eosinophile Gastroenteritis Morbus Crohn Morbus Behçet Sarkoidose Vasculitiden
Idiopathisch	
Infektionen	CMV HSV Candida, EB-Virus, Helicobacter heilmannii, Mucorales, Mykobakterien, Treponema pallidum
Ischämien oder Nekrosen	kürzlich durchgeführte transarterielle Chemoembolisation (TACE) kürzlich durchgeführte perkutane Strahlentherapie oder Radioembolisation (SIRT) kürzlich durchgeführtes Coiling (am Magen oder Duodenum) Crack-Kokain-Abusus Amphetamin-Abusus
Medikamenten-induziert oder -assoziiert	SSRI Biphosphonate, Kalium Sirolimus, Mycophenolat Chemotherapie (z.B. 5-FU oder MTX) Spironolakton

Neuroendokrine Tumoren bzw. Mediator-induziert	Gastrinome (incl. MEN-1) systemische Mastozytose Basophilie bei myeloproliferativen Erkrankungen (basophile Leukämie, CML)
Obstruktion	Duodenalstenose, z.B. bei Pankreas anulare
Postoperativ	Antrum-Ausschluss Magen-Bypass
Schwere Erkrankungen („Stressulzera")	bei „Acute Respiratory Distress Syndrome" (ARDS) Schock mit Hypotension, Sepsis, Polytrauma, Verbrennungen, Schädelhirntrauma mit neurochirurgischer OP Leber-/Nierenversagen andauernde mechanische Beatmung
Tumorinfiltration	z.B. bei Pankreaskarzinom

3.8.3 Vorstellung der Untergruppen D.1 bis D.17

Untergruppe D.1:
In dieser Untergruppe wurden Patienten eingeschlossen, die eine **nsNSAR- Dauertherapie** erhielten und gleichzeitig **einen Risikofaktor** für das Auftreten eines gastroduodenalen Ulkus und/oder einer Ulkuskomplikation aufwiesen.

Die Empfehlung für eine prophylaktische PPI-Therapie in Bezug auf diese Situation findet sich im Statement 7.5 der aktualisierten S2k-Leitlinie „*H. pylori* und gastroduodenale Ulkuskrankheit" (Fischbach et al., 2022):

> „Wenn eine Therapie mit nsNSAR begonnen wird, **soll** gleichzeitig eine prophylaktische Therapie mit einem PPI durchgeführt werden, sofern ein weiterer Risikofaktor für das Auftreten eines gastroduodenalen Ulkus und/oder einer Ulkuskomplikation vorliegt. Wenn nur der Risikofaktor Alter >60 Jahren und sonst kein Risikofaktor vorliegt, ist eine Prophylaxe nicht erforderlich."

Stärke der Empfehlung: Soll

Untergruppe D.2:
Hierbei handelt es sich um Patienten, die einer **Coxib-Dauertherapie** unterzogen wurden und bei denen mindestens **ein Risikofaktor** für das Auftreten eines gastroduodenalen Ulkus oder einer Ulkuskomplikation vorlag.

Hierfür wird ebenfalls in der aktualisierten Leitlinie (Fischbach et al., 2022) eine Empfehlung für die Anwendung von PPI ausgesprochen:

> Statement 7.6: „Wird anstelle eines nsNSAR ein Coxib gegeben, **sollte** eine Dauerprophylaxe mit einem PPI erfolgen, wenn ein weiterer Risikofaktor für das Auftreten eines gastroduodenalen Ulkus oder einer Ulkuskomplikation vorliegt."

Stärke der Empfehlung: Sollte

Untergruppe D.3:
In dieser Untergruppe wurden Patienten zusammengefasst, die **neben einer Coxib-Dauertherapie** auch eine **Therapie mit P2Y12-Inhibitor, ASS, Antikoagulanzien oder SSRI** erhielten.

In der aktualisierten S2k-Leitlinie (Fischbach et al., 2022) heißt es hierzu:

> Statement 7.6: „Wird ein Coxib [...] gleichzeitig mit einem P2Y12 Inhibitor oder ASS oder Antikoagulanzien oder ein SSRI gegeben, **soll** eine PPI-Prophylaxe erfolgen."

Stärke der Empfehlung: Soll

Untergruppe D.4:
Hierbei handelt es sich um Patienten, die **unter einer medikamentösen Dauertherapie mit nsNSAR ein gastroduodenales Ulkus und/oder eine obere GI-Ulkusblutung** erlitten haben.

Die Empfehlung für eine PPI-Prophylaxe stammt aus dem Statement 7.7 der S2k-Leitlinie „*H. pylori* und gastroduodenale Ulkuskrankheit" (Fischbach et al., 2022):

> „Wenn unter einer Dauertherapie mit nsNSAR ein gastroduodenales Ulkus und/oder eine obere gastrointestinale Ulkusblutung auftritt, **sollten** das nsNSAR bis zur Abheilung der Läsionen abgesetzt und anschließend im Falle einer erneuten Gabe eine dauerhafte PPI-Prophylaxe erfolgen."

Stärke der Empfehlung: Sollte

Untergruppe D.5:
Untergruppe D.5 umfasst Patienten, bei denen **nach Auftreten einer Ulkuskomplikation eine Fortsetzung der NSAR-Medikation** notwendig war.
Die aktualisierte S2k-Leitlinie (Fischbach et al., 2022) gibt in diesem Fall folgende Empfehlung:

> Statement 7.8: „Nach Auftreten einer Ulkuskomplikation **soll** eine Dauerprophylaxe mit einem PPI immer dann erfolgen, wenn die NSAR-Medikation fortgesetzt wird."

Stärke der Empfehlung: Soll

Untergruppe D.6:
In dieser Untergruppe wurden Patienten zusammengefasst, die eine **Monotherapie mit ASS, P2Y12-Inhibitor, DOAK oder VKA** erhielten und gleichzeitig **mindestens einen Risikofaktor** für das Auftreten eines gastroduodenalen Ulkus und/oder einer Ulkuskomplikation aufwiesen.

Die Empfehlung für eine PPI-Prophylaxe lässt sich gleichermaßen aus der aktualisierten S2k-Leitlinie (Fischbach et al., 2022) entnehmen:

> Statement 7.9: „Wenn eine Monotherapie mit ASS, einem P2Y12 Inhibitor, DOAK oder VKA durchgeführt wird, **sollte** eine PPI-Prophylaxe erfolgen, sofern mindestens ein weiterer Risikofaktor für das Auftreten eines gastroduodenalen Ulkus und/oder einer Ulkuskomplikation vorliegt. Wenn nur der Risikofaktor Alter >60 Jahren und sonst kein Risikofaktor vorliegt, ist eine Prophylaxe nicht erforderlich.

Stärke der Empfehlung: Sollte

Untergruppe D.7:
Hierbei wurden Patienten zugeordnet, die eine **Ulkuskomplikation unter medikamentöser Therapie mit Thrombozytenaggregationshemmer und/oder Antikoagulanzien** erlitten haben und bei denen eine **Fortsetzung der medikamentösen Therapie** geplant war.

In dieser Situation lautet die Empfehlung der aktualisierten S2k-Leitlinie (Fischbach et al., 2022) wie folgt:

> „Nach Auftreten einer Ulkuskomplikation unter Thrombozytenaggregationshemmung und/oder Antikoagulation **soll** [...] eine Dauerprophylaxe mit einem PPI erfolgen, wenn die Thrombozytenaggregationshemmung und/oder Antikoagulation fortgesetzt wird."

Stärke der Empfehlung: Soll

Untergruppe D.8:
Hierbei handelt es sich um Patienten, bei denen unter einer **Monotherapie mit einem P2Y12-Inhibitor** eine **gastroduodenale Ulkusblutung** auftrat.
In der Empfehlung der aktualisierten S2k-Leitlinie „*H. pylori* und gastroduodenale Ulkuskrankheit" (Fischbach et al., 2022) heißt es hierzu:

> Statement 7.11: „Tritt unter einer Monotherapie mit einem P2Y12 Inhibitor eine gastroduodenale Ulkusblutung auf, **kann** in Ergänzung zu einer dauerhaften PPI-Prophylaxe eine Umstellung auf ASS erwogen werden, wenn dies aus kardiovaskulärer Sicht vertretbar ist."

Stärke der Empfehlung: Kann

Untergruppe D.9:
Diese Untergruppe fasst Patienten zusammen, bei denen unter einer **Therapie mit systemischen Kortikosteroiden ein gastroduodenales Ulkus und/oder eine Ulkuskomplikation** aufgetreten ist.

Die Empfehlung in der aktualisierten S2k-Leitlinie (Fischbach et al., 2022) lautet dazu:

> Statement 7.12: „Wenn unter einer Therapie mit systemischen Kortikosteroiden ein gastroduodenales Ulkus und/oder eine Ulkuskomplikation auftreten, **sollte** [...] ein Wechsel auf ein anderes Medikament zusätzlich zu einer PPI-Therapie erfolgen. Ist dies nicht möglich, sollte die niedrigst mögliche Steroiddosis gegeben werden und eine PPI-Prophylaxe erfolgen."

Stärke der Empfehlung: Sollte

Untergruppe D.10:
Hierbei handelt es sich um Patienten, bei denen eine Therapie mit SSRI durchgeführt wurde **und** in der **Vorgeschichte ein Ulkus und/oder eine Ulkuskomplikation** aufgetreten ist **oder** eine **Komedikation mit einem nsNSAR, einem Coxib oder einem P2Y12** vorlag.

Die aktualisierte S2k-Leitlinie „*H. pylori* und gastroduodenale Ulkuskrankheit" (Fischbach et al., 2022) empfiehlt in Bezug darauf:

> Statement 7.13: „Wenn eine Therapie mit SSRI durchgeführt wird, **sollte** eine PPI-Prophylaxe erfolgen, sofern in der Vorgeschichte ein Ulkus und/oder einer Ulkuskomplikation aufgetreten ist oder eine Komedikation mit einem nsNSAR, einem Coxib oder einem P2Y12 vorliegt."

Stärke der Empfehlung: Sollte

Untergruppe D.11:
Untergruppe D.11 beinhaltet Patienten, die **neben SSRI eine Komedikation mit einem Antikoagulanz, DOAK oder VKA** erhielten.
Die entsprechende PPI-Empfehlung findet sich in der aktualisierten S2k-Leitlinie „*H. pylori* und gastroduodenale Ulkuskrankheit" (Fischbach et al., 2022):

> Statement 7.13: „Wenn eine Therapie mit SSRI durchgeführt wird, [...] **kann** eine PPI- Prophylaxe erfolgen, wenn eine Komedikation mit einem Antikoagulanz (DOAK oder VKA) vorliegt."

Stärke der Empfehlung: Kann

Untergruppe D.12:
Hierbei wurden Patienten zugeordnet, die **unter einer Monotherapie mit ASS, einem P2Y12 Inhibitor, DOAK oder VKA eine obere gastroduodenale Ulkusblutung** erlitten haben.

Die Empfehlung für eine PPI-Prophylaxe lässt sich ebenso aus der aktualisierten S2k-Leitlinie (Fischbach et al., 2022) ableiten:

> Statement 7.12: „Wenn unter einer Monotherapie mit ASS, einem P2Y12 Inhibitor, DOAK oder VKA eine obere gastroduodenale Ulkusblutung eintritt, **sollte** bei Therapiefortführung eine dauerhafte PPI-Prophylaxe erfolgen."

Stärke der Empfehlung: Sollte

Untergruppe D.13:
Patienten dieser Untergruppe nahmen **gleichzeitig zwei gerinnungsaktiven Substanzen** ein.

Im Statement 7.15 der aktualisierten S2k-Leitlinie (Fischbach et al., 2022) wird diesbezüglich Folgendes festgehalten:

> „Im Falle einer gleichzeitigen Therapie mit zwei gerinnungsaktiven Substanzen **soll** eine Prophylaxe mit einem PPI erfolgen."

Stärke der Empfehlung: Soll

Untergruppe D.14:
Untergruppe D.14 umfasst Patienten mit **M. Crohn-assoziierter gastroduodenaler Ulzera oder deren akut-entzündlicher Komplikation.**

Die PPI-Indikation stammt in diesem Fall aus dem Statement 7.16 der aktualisierten S2k-Leitlinie (Fischbach et al., 2022):

> „M. Crohn-assoziierte, isolierte gastroduodenale Ulzera oder deren akut-entzündliche Komplikation (Stenose) **sollten** primär mit PPI und Glukokortikoiden behandelt werden."

Stärke der Empfehlung: Sollte

Untergruppe D.15:
Hierbei handelt es sich um Patienten, bei denen **idiopathische gastroduodenale Ulzera** diagnostiziert wurde.

Die Empfehlung in der aktualisierten S2k-Leitlinie (Fischbach et al., 2022) dazu lautet:

> Statement 7.17: „Bei idiopathischen gastroduodenalen Ulzera **soll** eine hochdosierte PPI-Therapie zur Abheilung erfolgen. Nach Komplikationen und/oder Persistenz eines idiopathischen gastroduodenalen Ulkus **soll** eine PPI-Dauertherapie in Standarddosis erfolgen."

Stärke der Empfehlung: Soll

Untergruppe D.16:
In der Untergruppe D.16 sind Patienten mit der Diagnose einer **Gastritis** erfasst. Ähnlich wie in der Untergruppe C.12 wurden hierbei sämtliche Patienten mit der Diagnose

einer Gastritis berücksichtigt, die nicht einem Reizmagensyndrom, einem histologischen Befund einer Gastritis oder Erosionen im Magen entsprach (siehe Tab. 8).

Empfehlung: Die Leitlinie enthält keine spezifische Empfehlung für die Anwendung von PPI bei Gastritis. Dennoch wird in Lehrbüchern darauf hingewiesen, dass PPI bei auftretenden Beschwerden eingesetzt werden können, obwohl keine kontrollierten Studien diesbezüglich vorliegen (Messmann, 2021).

Daher wurde diese Untergruppe als eine offene Empfehlung ausgewertet.

Stärke der Empfehlung: Kann

Untergruppe D.17:
Diese Untergruppe entspricht der Untergruppe C.13 und umfasst Patienten, bei denen **Erosionen im Magen und/oder Duodenum** diagnostiziert wurden.
Empfehlung: Hierbei liegt ebenfalls keine explizite Empfehlung für die Anwendung von PPI in der Leitlinie vor, dennoch kann PPI laut Lehrbuchmeinung eingesetzt werden. Deshalb wurde Untergruppe D.17 als eine offene Empfehlung betrachtet.

Stärke der Empfehlung: Kann

Die untenstehende Tab. 12 fasst die Untergruppe D.1-D.17 im Überblick zusammen:

Tab. 12: Überblick der Untergruppen D.1 bis D.17 gemäß PPI-Empfehlung der S2k-Leitlinie „*H. pylori* und gastroduodenale Ulkuskrankheit“ der DGVS aus dem Jahr 2022

Untergruppe	Medikation	Klinische Konstellation	PPI-Therapie	Stärke der Empfehlung
D.1	nsNSAR-Dauertherapie	+ mind. ein Risikofaktor[5]	PPI-Prophylaxe	soll
D.2	Coxib-Dauertherapie	+ mind. ein Risikofaktor[5]	PPI-Dauerprophylaxe	sollte
D.3	Coxib-Dauertherapie	+ P2Y12 Inhibitor, ASS, Antikoagulanzien oder SSRI	PPI-Dauerprophylaxe	soll
D.4	nsNSAR-Dauertherapie	+ gastroduodenales Ulkus und/oder eine gastroduodenale Blutung	PPI-Prophylaxe bei Fortsetzung der nsNSAR-Gabe	sollte
D.5	NSAR-Medikation	Nach einer Ulkuskomplikation	PPI-Dauerprophylaxe	soll
D.6	ASS, P2Y12-Inhibitor, DOAK oder VKA	+ mind. ein Risikofaktor[5]	PPI-Prophylaxe	sollte
D.7	Thrombozytenagreggationshemmer und/oder Antikoagulanzien	+ Ulkuskomplikation	PPI-Dauerprophylaxe	soll
D.8	P2Y12 Inhibitor	+ gastroduodenale Ulkusblutung	PPI-Dauerprophylaxe	kann
D.9	Systemische Kortikosteroide	+ gastroduodenales Ulkus oder/und Ulkuskomplikation	PPI-Prophylaxe	sollte
D.10	SSRI	+ Ulkus und/oder Ulkuskomplikation in der Vorgeschichte oder Komedikation mit nsNSAR, Coxib oder P2Y12-Inhibitor	PPI-Prophylaxe	sollte
D.11	SSRI	+ DOAK oder VKA	PPI-Prophylaxe	kann
D.12	ASS, P2Y12-Inhibitor, DOAK oder VKA	+ obere gastroduodenale Ulkusblutung	PPI-Dauerprophylaxe	sollte
D.13	Kombination von zwei gerinnungsaktiven Substanzen		PPI-Prophylaxe	soll
D.14		M. Crohn-assoziierte gastroduodenale Ulzera oder deren Komplikation	PPI + Glukokortikoiden	sollte
D.15		Idiopathische gastroduodenale Ulzera	Hochdosierte PPI-Therapie	soll
D.16		Gastritis		kann
D.17		Erosionen im Magen und/oder Duodenum		kann

5 Risikofaktoren von gastroduodenalen Ulzera und Ulkus-Komplikationen (siehe Tab. 10).

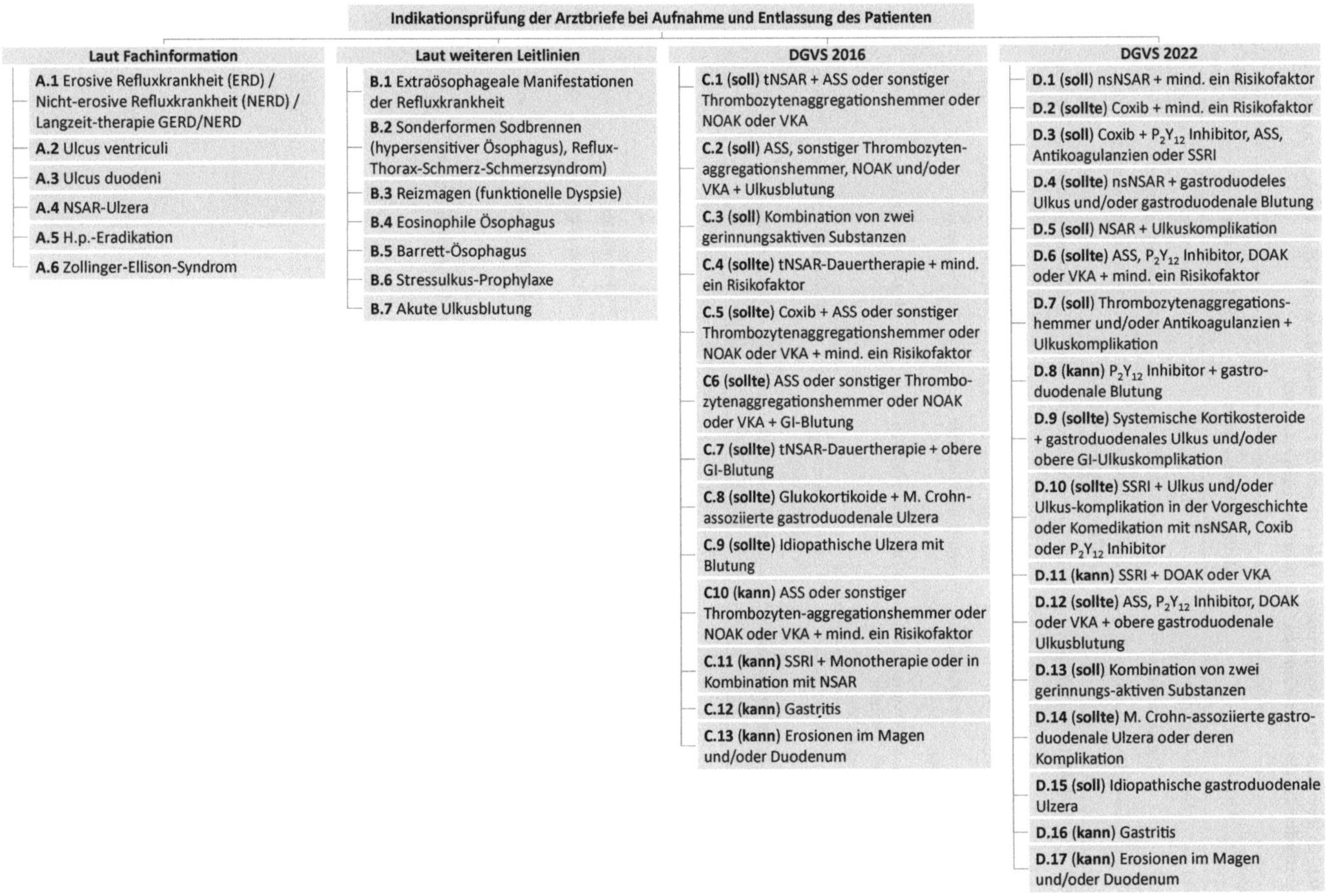

Abbildung 3: Zusammenfassung der Gruppen A-D

4 Ergebnisse

4.1 Patientenrekrutierung

Von sämtlichen 3.000 analysierten Patienten, jeweils 1.000 aus den Jahren 2018, 2020 und 2022, wurden insgesamt **695 Patienten aussortiert**, weil sie keinen Arztbrief, keinen Aufnahmebericht, keinen Entlassungsbrief oder einen unvollständigen Arztbrief vorwiesen. Des Weiteren wurden Patienten, die auf der Intensivstation behandelt wurden oder während des stationären Aufenthaltes verstarben, ebenfalls nicht in die Auswertung einbezogen.

Die **übrigen Arztbriefe** (n=2.305) wurden weiter bearbeitet und analysiert.

Die nachstehende Tab. 13 präsentiert die Verteilung der ausgeschlossenen Patienten sowohl in Anzahl (n) als auch in Prozent (%).

Tab. 13: Patientenrekrutierung im IKMS in den Jahren 2018, 2020, 2022 und Gesamt

Aussortierungsgründe	2018		2020		2022		**Alle Jahre**	
	n	%	n	%	n	%	n	%
Total	1.000	100%	1.000	100%	1.000	100%	3.000	100%
kein Arztbrief	118	12%	75	8%	61	6%	254	8%
kein Aufnahmebericht	17	2%	12	1%	1	0%	30	1%
kein Entlassungsbrief	3	0%	6	1%	2	0%	11	0%
Unvollständige Arztbriefe	48	5%	15	2%	4	0%	67	2%
Verstorben	18	2%	22	2%	38	4%	78	3%
Intensivstation	167	17%	55	6%	33	3%	255	9%
Gesamt	**629**	**63%**	**815**	**82%**	**861**	**86%**	**2.305**	**77%**

Die untenstehenden Wasserfall-Grafiken (Abbildung 4–7) veranschaulichen die Patientenrekrutierung aus den Jahren 2018, 2020, 2022 sowie Gesamt.

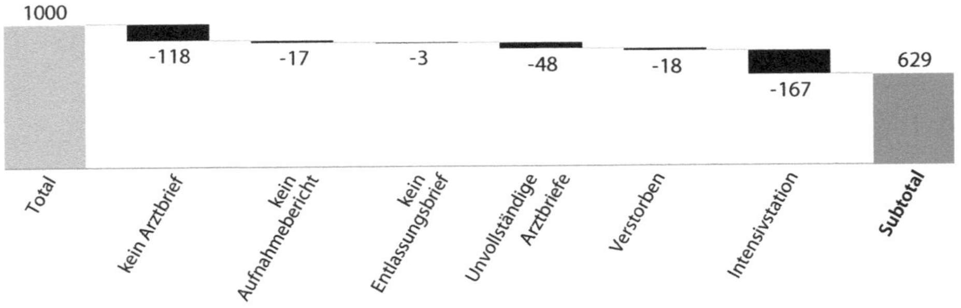

Abbildung 4: Patientenrekrutierung – 2018 (Im Zeitraum 01.01.2018 –15.02.2018)

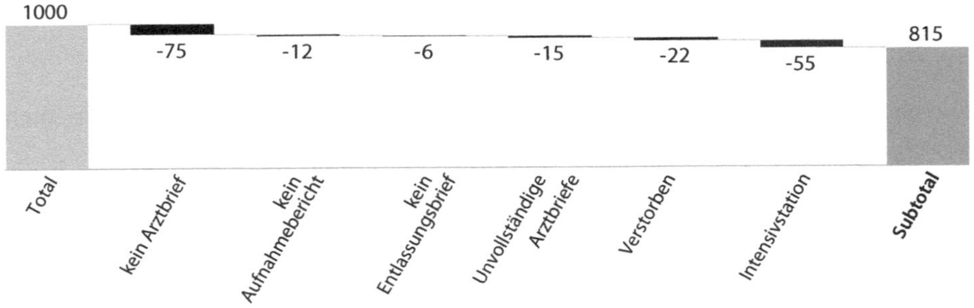

Abbildung 5: Patientenrekrutierung – 2020 (Im Zeitraum 01.01.2020 –18.02.2020)

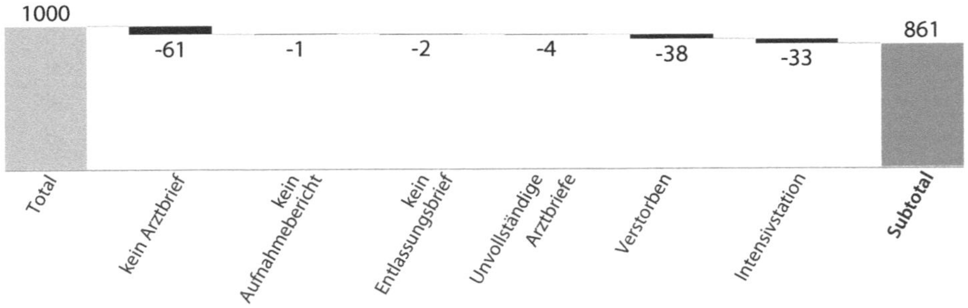

Abbildung 6: Patientenrekrutierung – 2022 (Im Zeitraum 01.01.2022 – 23.02.2022)

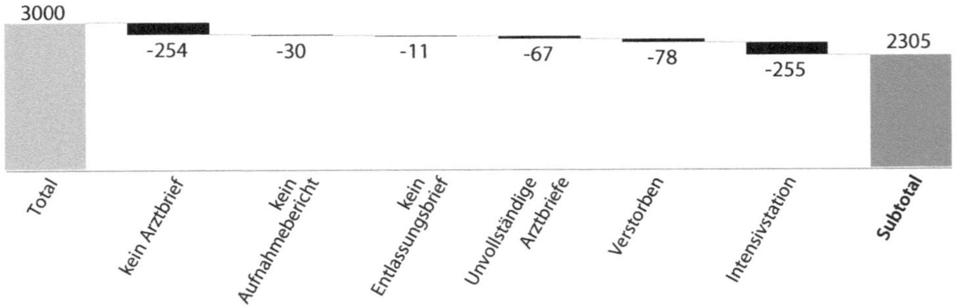

Abbildung 7: Patientenrekrutierung – Gesamt (2018, 2020 und 2022)

4.2 Datenerhebung

4.2.1 Patientenverteilung in den Fachbereichen

Das Internistische Klinikum München Süd setzt sich aus 3 Hauptabteilungen zusammen: Gastroenterologie und Allgemeine Innere Medizin (im Folgenden kurz als Gastroenterologie bezeichnet), Pulmologie und Schlafmedizin (im Folgenden kurz als Pneumologie bezeichnet) und Kardiologie und Intensivmedizin (im Folgenden kurz als Kardiologie bezeichnet). Zusätzlich gibt es eine kardiologische Belegabteilung. Es stammten **41%** (n=1.229) der analysierten Patienten aus der **Gastroenterologie**, **4%** (n=110) aus der **Pulmologie**, **47%** (n=1.412) aus der **kardiologischen Hauptabteilung** und **8%** (n=249) aus der **kardiologischen Belegabteilung.**

Tab. 14 zeigt, wie die Patienten auf die Fachbereiche in den Jahren 2018, 2020, 2022 und Gesamt aufgeteilt sind.

Tab. 14: Patientenverteilung in den Fachbereichen

Fachbereiche	2018		2020		2022		Gesamt	
	n	%	n	%	n	%	n	%
Gastroenterologie	462	46%	398	40%	369	37%	1.229	**41%**
Pulmologie	27	3%	56	6%	27	3%	110	**4%**
Kardiologische Hauptabteilung	399	40%	468	47%	545	55%	1.412	**47%**
Kardiologische Belegabteilung	112	11%	78	8%	59	6%	249	**8%**
Total:	1.000	100%	1.000	100%	1.000	100%	3.000	100%

4.2.2 Altersverteilung

Das **Durchschnittsalter** der gesamten 2.305 analysierten Patienten betrug **70,1 Jahre,** wobei die Altersspanne über alle Jahre von **17 bis 106 Jahren** reichte.

Die Tab. 15 gibt den Altersdurchschnitt sowie die Altersspanne der Jahre 2018, 2020, 2022 sowie Gesamt wieder.

Tab. 15: Durchschnittsalter und Altersspanne in Jahre

Altersverhältnisse in Jahre	2018	2020	2022	Gesamt
Anzahl der analysierten Patienten	629	815	861	**2.305**
Jüngster Patient	17,8	18,0	17,1	**17,1**
Ältester Patient	103,1	106,5	101,6	**106,5**
Altersdurchschnitt	67,9	71,7	70,8	**70,1**

4.2.3 Geschlechterverhältnis

Von den insgesamt 2.305 analysierten Patienten waren **1.137 Frauen** und **1.168 Männer**, was einem Geschlechterverhältnis von **49,3% zu 50,7%** entspricht.

Tab. 16 schildert das Geschlechterverhältnis in Anzahl und in Prozent für die Jahre 2018, 2020, 2022 sowie Gesamt.

Tab. 16: Geschlechterverhältnis in Anzahl (n) und in Prozent (%)

Geschlechterverhältnis	2018		2020		2022		Gesamt	
	n	%	n	%	n	%	n	%
Männlich	306	48,6%	435	53,4%	427	49,6%	1.168	**50,7%**
Weiblich	323	51,4%	380	46,6%	434	50,4%	1.137	**49,3%**

4.2.4 Krankenhausaufenthalt

Die ausgewerteten Patienten aus allen Jahren verbrachen **durchschnittlich 3,9 Tage** im Krankenhaus, wobei der **kürzeste** stationäre Aufenthalt **0 Tage** und der **längste 41 Tage** betrug.

Die Tab. 17 gibt die kürzeste, längste und durchschnittliche Aufenthaltsdauer im Krankenhaus in Tagen für alle untersuchten Jahren wieder.

Tab. 17: Kürzester, längster und durchschnittlicher Krankenhausaufenthalt in Tagen

Stationärer Aufenthalt in Tagen	2018	2020	2022	Gesamt
Minimum	0,0	0,0	0,0	**0,0**
Maximum	32,0	32,0	41,0	**41,0**
Durchschnitt	3,6	4,0	4,1	**3,9**

4.2.5 Anzahl von Medikamenten

Bei der Aufnahmemedikation fanden sich für die analysierten Patienten aus allen Jahren **im Durchschnitt 5,9 Medikamente**, wobei die minimale Anzahl bei 0 und die maximale bei 22 Medikamente lag.

Bei Entlassung wurden im Arztbrief **durchschnittlich 7 Medikamenten** aufgeführt. Dabei betrug die geringste Anzahl an **Medikamenten** 0 und die **höchste 29** (siehe Tab. 18).

Tab. 18: Medikamentenanzahl bei Aufnahme und Entlassung – 2018, 2020, 2022

Medikamentenanzahl	2018	2020	2022	Gesamt
bei Aufnahme:				
Durchschnitt	5,8	6,1	5,8	**5,9**
Minimum	0,0	0,0	0,0	**0,0**
Maximum	18,0	22,0	22,0	**22,0**
bei Entlassung:				
Durchschnitt	6,6	7,2	7,1	**7,0**
Minimum	0,0	0,0	0,0	**0,0**
Maximum	19,0	22,0	29,0	**29,0**

4.2.6 Anzahl von Diagnosen

Im Arztbrief der ausgewerteten Patienten wurden im Schnitt aus allen Jahren bei Aufnahme 7 **Diagnosen** dokumentiert, verglichen mit 7,4 bei Entlassung. Bei Aufnahme lag die geringste Anzahl von Diagnosen bei 0 und die höchste bei 31, während bei Entlassung das Minimum 0 und das Maximum 27 Diagnosen betrug (siehe Tab. 19).

Tab. 19: Anzahl der Diagnosen bei Aufnahme und Entlassung – 2018, 2020, 2022

Diagnosenanzahl	2018	2020	2022	Gesamt
bei Aufnahme:				
Durchschnitt	7,0	7,4	6,7	**7,0**
Minimum	1,0	0,0	0,0	**0,0**
Maximum	28,0	29,0	31,0	**31,0**
bei Entlassung:				
Durchschnitt	7,4	7,6	7,2	**7,4**
Minimum	1,0	1,0	0,0	**0,0**
Maximum	26,0	27,0	25,0	**27,0**

4.2.7 PPI-Einnahme

Unter den insgesamt 2.305 untersuchten **Patienten** nahmen zum Zeitpunkt der Aufnahme **726 (31,5%)** PPI ein, während bei Entlassung **894 Patienten (38,8%)** mit einem PPI behandelt wurden.

Zur Auswertung der PPI-Einnahme aus den Jahren 2018, 2020, 2022 und Gesamt wird auf die Angaben in Tab. 20 und Tab. 21 verwiesen.

Tab. 20: PPI-Einnahme bei Aufnahme – 2018, 2020, 2022

PPI-Einnahme bei Aufnahme	2018		2020		2022		Gesamt	
	n	%	n	%	n	%	n	%
Ja	210	33,4%	246	30,2%	270	31,4%	**726**	**31,5%**
Nein	419	66,6%	569	69,8%	591	68,6%	1.579	68,5%

Tab. 21: PPI-Einnahme bei Entlassung – 2018, 2020, 2022

PPI-Einnahme bei Entlassung	2018		2020		2022		Gesamt	
	n	%	n	%	n	%	n	%
Ja	239	38,0%	318	39,0%	337	39,1%	**894**	**38,8%**
Nein	390	62,0%	497	61,0%	524	60,9%	1.411	61,2%

4.2.8 PPI-Wirkstoffe

Die im Arztbrief dokumentierten PPI-Wirkstoffe wurden erfasst und werden nachfolgend präsentiert. In einigen Arztbriefen wurden keine spezifischen PPI-Wirkstoffe erwähnt, stattdessen wurden Begriffe wie „PPI bei Bedarf", „PPI in prophylaktischer Dosierung", „PPI in Standarddosierung", „PPI in therapeutischer Dosierung" und „PPI" verwendet. Sie wurden ebenfalls bei der Auswertung berücksichtigt.

Analyse bei Aufnahme: Die Analyse aller untersuchten Jahre zeigt, dass der im Aufnahmebericht aufgeführte PPI-Wirkstoff wie folgt verteilt ist: In **71%** (n=512) der Fälle wurde **Pantoprazol** empfohlen, **Esomeprazol** in **13%** (n=93) und **Omeprazol** in **10%** (n=71) der Fälle (siehe Tab. 22).

Tab. 22: Auswertung der PPI-Wirkstoffe bei Aufnahme

	Aufnahme							
PPI-Wirkstoffe	2018		2020		2022		Gesamt	
	n	%	n	%	n	%	n	%
Esomeprazol	52	22%	27	8%	40	12%	**119**	**13%**
Esomeprazol & Pantoprazol		0%	1	0%		0%	1	0%
Lansoprazol		0%		0%	1	0%	1	0%
Omeprazol	8	3%	78	24%	58	17%	**144**	**16%**
Pantoprazol	57	24%	127	39%	238	71%	**422**	**47%**
PPI bei Bedarf	1	0%	1	0%		0%	2	0%
PPI in prophylaktischer Dosierung	63	26%	64	20%		0%	**127**	**14%**
PPI in Standarddosierung	2	1%	1	0%		0%	3	0%
PPI in therapeutischer Dosierung	56	23%	17	5%		0%	73	8%
PPI		0%	2	1%		0%	2	0%
Gesamt	239	100%	318	100%	337	100%	**894**	100%

Analyse bei Entlassung: Die Auswertung der PPI-Wirkstoffe bei Entlassung ergab folgende Ergebnisse: In **47%** der Fälle (n=422) wurde **Pantoprazol** empfohlen, während **Omeprazol** in **16%** (n=144) und **PPI in prophylaktischer Dosierung** in **14%** (n=127) der Fälle verschrieben wurde (Tab. 23).

Tab. 23: Auswertung der PPI-Wirkstoffe bei Entlassung

	Entlassung							
PPI-Wirkstoffe	**2018**		**2020**		**2022**		**Gesamt**	
	n	%	n	%	n	%	n	%
Esomeprazol	52	22%	27	8%	40	12%	119	13%
Esomeprazol & Pantoprazol		0%	1	0%		0%	1	0%
Lansoprazol		0%		0%	1	0%	1	0%
Omeprazol	8	3%	78	24%	58	17%	**144**	**16%**
Pantoprazol	57	24%	127	39%	238	71%	**422**	**47%**
PPI bei Bedarf	1	0%	1	0%		0%	2	0%
PPI in prophylaktischer Dosierung	63	26%	64	20%		0%	**127**	**14%**
PPI in Standarddosierung	2	1%	1	0%		0%	3	0%
PPI in therapeutischer Dosierung	56	23%	17	5%		0%	73	8%
PPI	0	0%	2	1%	0	0%	2	0%
Gesamt	239	100%	318	100%	337	100%	**894**	100%

4.2.9 PPI-Dosierung

Die Dosierungen der oben genannten PPI-Wirkstoffe wurden ebenfalls dokumentiert. Dabei wurden verschiedenen Bezeichnungen wie „PPI bei Bedarf", „PPI in prophylaktischer Dosierung", „PPI in Standarddosierung", „PPI in therapeutischer Dosierung" und „PPI" zu der Gruppe „PPI ohne Bezeichnung" zusammengefasst. Da jedoch Informationen über die Wirkstoffe und Dosierungen fehlten, konnten sie nicht in die Analyse einbezogen werden.

Analyse bei Aufnahme: Unter den **726 Patienten,** die zum Zeitpunkt der Aufnahme PPI einnahmen, war **Pantoprazol** in der Dosierung von **40 mg** die am häufigsten verschriebene Variante und wurde von insgesamt **288 Patienten (40%)** verwendet. Als zweithäufigste Dosierung kam **Pantoprazol 20 mg** bei **159 Patienten (22%)** zum Einsatz, gefolgt von **Esomeprazol 20 mg,** das von **43 Patienten (6%)** eingenommen wurde.

Weitere Informationen zu den PPI-Dosierungen bei Aufnahme sind in Tab. 24 verfügbar.

Tab. 24: PPI-Dosierung bei Aufnahme

PPI-Wirkstoffe Aufnahme	mg/d	2018		2020		2022		Gesamt	
		n	%	n	%	n	%	n	%
Esomeprazol	20	19	9%	9	4%	15	6%	**43**	**6%**
	40	18	9%	11	4%	10	4%	39	5%
	80	3	1%	2	1%	3	1%	8	1%
	120	1	0%		0%	1	0%	2	0%
	Bei Bedarf		0%		0%	1	0%	1	0%
Esomeprazol & Pantoprazol	60		0%	1	0%		0%	1	0%
Lansoprazol	15		0%	1	0%		0%	1	0%
	30		0%		0%	1	0%	1	0%
	60	1	0%		0%		0%	1	0%
Omeprazol	10		0%	1	0%		0%	1	0%
	20	9	4%	11	4%	13	5%	33	5%
	40	8	4%	7	3%	7	3%	22	3%
	80		0%	1	0%	1	0%	2	0%
	Bei Bedarf	2	1%	5	2%		0%	7	1%
	Wechseldosis	1	0%	2	1%	1	0%	4	1%
	Nicht eruierbar		0%		0%	2	1%	2	0%
Pantoprazol	10		0%	1	0%		0%	1	0%
	20	23	11%	63	26%	73	27%	**159**	**22%**
	25	1	0%		0%		0%	1	0%
	40	79	38%	95	39%	114	42%	**288**	**40%**
	60		0%	1	0%		0%	1	0%
	80	8	4%	9	4%	12	4%	29	4%
	Bei Bedarf	5	2%	6	2%	12	4%	23	3%
	Wechseldosis	1	0%	1	0%	3	1%	5	1%
	Nicht eruierbar		0%	4	1%	1	0%	5	0%
PPI ohne Bezeichnung		31	15%	15	6%		0%	46	6%
Total		**210**	**100%**	**246**	**100%**	**270**	**100%**	**726**	**100%**

Analyse bei Entlassung: Bei der Entlassung bekamen die meisten der 894 Patienten **Pantoprazol 40 mg** verschrieben, insgesamt **231 Patienten** (**26%**). Die zweithäufigste Dosierung war **Pantoprazol 20 mg**, die bei **132 Patienten** (**15%**) angewendet wurde. **Omeprazol 20 mg** belegt den dritten Platz und wurden von **60 Patienten** (**7%**) eingenommen.

Für weitere Informationen zu den PPI-Dosierungen bei der Entlassung wird auf Tab. 25 verwiesen.

Tab. 25: PPI-Dosierung bei Entlassung

PPI-Wirkstoffe Entlassung	mg/d	2018		2020		2022		Gesamt	
		n	%	n	%	n	%	n	%
Esomeprazol	20	24	10%	15	5%	20	6%	59	7%
	40	25	10%	10	3%	12	4%	47	5%
	80	2	1%	2	1%	5	1%	9	1%
	120	1	0%		0%	1	0%	2	0%
	Bei Bedarf		0%		0%	1	0%	1	0%
	Nicht eruierbar		0%		0%	1	0%	1	0%
Esomeprazol & Pantoprazol	60			1	0%			1	0%
	20	5	2%	35	11%	20	6%	**60**	**7%**
	40	2	1%	34	11%	23	7%	59	7%
	80		0%	2	1%	12	4%	14	2%
	Bei Bedarf	1	0%	3	1%	1	0%	5	1%
	Nicht eruierbar		0%	1	0%	1	0%	2	0%
	Wechseldosis		0%	1	0%	1	0%	2	0%
Pantoprazol	20	12	5%	44	14%	76	23%	**132**	**15%**
	40	36	15%	65	20%	130	39%	**231**	**26%**
	80	4	2%	8	3%	15	4%	27	3%
	Bei Bedarf	4	2%	5	2%	9	3%	18	2%
	Perfusor		0%	1	0%	2	1%	3	0%
	PPI nach INR		0%	1	0%		0%	1	0%
	Wechseldosis	1	0%	1	0%	5	1%	7	1%
	nicht eruierbar		0%	2	1%	1	0%	3	0%
PPI ohne Bezeichnung		122	51%	85	27%		0%	207	23%
Total		**239**	**100%**	**318**	**100%**	**337**	**100%**	**894**	**100%**

4.3 Auswertung der Patienten

Bei den verbleibenden Patienten aus den Jahren 2018 (n=629), 2020 (n=815) und 2022 (n=861) wurden PPI-Einnahme und PPI-Empfehlungen bei **Aufnahme** und **Entlassung** kontrolliert.

Die PPI-Empfehlungen der Patienten wurden zunächst gemäß den Fachinformationen (Tab. 4), weiteren deutschen und internationalen Leitlinien (Tab. 5) sowie der S2k-Leitlinie „*H. pylori* und gastroduodenale Ulkuskrankheit" der DGVS aus dem Jahr **2016** (Tab. 9) ausgewertet. Anschließend wurden sie gemäß den Fachinformationen, weiteren deutschen und internationalen Leitlinien und der aktualisierten S2k-Leitlinie „*H. pylori* und gastroduodenale Ulkuskrankheit" der DGVS aus dem Jahr **2022** (Tab. 12) analysiert.

Um die Definition der Patientenauswertung zu finden, wird auf das Kapitel 3.3.1 verwiesen.

Anmerkung: Wie bereits in Kapitel 3.3.1 erwähnt, wurden gemäß den **Leitlinien der DGVS 2016** und **2022** SOLL- und SOLLTE-Empfehlungen als eine Indikation für die PPI-Einnahme angesehen. Im Gegensatz dazu wurde eine KANN-Empfehlung als eine fakultative PPI-Verordnung ausgewertet, da es sich dabei um eine offene Empfehlung handelt. Eine KANN-Empfehlung wurde dementsprechend als *correct no use* bewertet, falls der Patient kein PPI einnahm, während sie als *correct use* bewertet wurde, wenn der Patient ein PPI einnahm.

An dieser Stelle wird nochmals darauf hingewiesen, dass die ausgewählten Leitlinien (Fachinformationen, deutsche und internationale Leitlinien, und DGVS-Leitlinien) sich nicht gegenseitig ausschließen. Demzufolge können bestimmte Patienten in mehr als eine Untergruppe klassifiziert werden.

In Fällen, in denen Patienten in mehreren Gruppen mit verschiedenen Empfehlungsstufen (SOLL, SOLLTE, KANN) zugeordnet sind, wurde eine Entscheidung über die Richtigkeit der PPI-Anwendung unter Berücksichtigung der „stärksten" Empfehlung getroffen.

4.3.1 Auswertung aus dem Jahr 2018

Die Patientenauswertung aus dem **Jahr 2018** wird in Abbildung 8 dargestellt und berücksichtigt die Leitlinie der **DGVS von 2016**. Im kommenden Abschnitt wird diese Abbildung genauer erläutert.

Analyse bei Aufnahme einschließlich Leitlinie der DGVS von 2016: Siehe Abbildung 8
Die Auswertung der übrigen Patienten im Jahr 2018 (n=629) stellt sich bei Aufnahme wie folgt dar: **59%** der Fälle (n=369) waren *correct no use*, **26%** (n=166) *correct use*, **8%** (n=50) *under-use* und **7%** (n=44) *overuse*.

Als *correct no use* wurden 369 Patienten ausgewertet. Hiervon wurde bei **64,8%** der Fälle (n=239) weder eine PPI-Empfehlung noch eine PPI-Verordnung im Arztbrief dokumentiert. Bei den verbliebenen 130 Patienten (**35,2%**) lag eine KANN-Empfehlung in der Leitlinie DGVS 2016 aber keine PPI-Verordnung im Aufnahmebericht vor.

166 Patienten wurden als *correct use* ausgewertet. Diese Patienten wiesen sowohl eine PPI-Empfehlung als auch eine PPI-Verordnung im Aufnahmebericht auf. **83,1%** (n=138) dieser Patienten erhielten in der Leitlinie der DGVS 2016 eine PPI-Empfehlung, was sich wie folgt präsentieren lässt: 23,5% (n=40) der Fälle erhielten eine SOLL-Empfehlung, 3% (n=5) eine SOLLTE-Empfehlung und 56,6% (n=93) eine KANN-Empfehlung. Bei **4,8%** der Patienten (n=8) wurden gemäß Fachinformationen und bei **1,8%** (n=3)

entsprechend den weiteren Leitlinien ein PPI empfohlen. 17 Patienten (10,2%) erhielten eine PPI-Empfehlung in mehr als einer Leitlinie und wurden wie folgt aufgeteilt (siehe die Überlappung in den Kreisen bei *correct use* - Abbildung 8)[6]:

- 1 Patient erhielt Empfehlungen gemäß **Fachinformationen** und **weitere Leitlinien**
- 14 Patienten erhielten Empfehlungen gemäß **Fachinformationen** und **DGVS 2016**
- 2 Patienten erhielten Empfehlungen gemäß **weitere Leitlinien** und **DGVS 2016**
- 0 Patienten erhielten Empfehlungen gemäß **Fachinformationen, weitere Leitlinien** und **DGVS 2016**

Als *underuse* wurden 50 Patienten ausgewertet. Hiervon stammen **86,0%** (n=43) der PPI-Empfehlungen aus der Leitlinie der DGVS 2016, wobei 84,0% (n=42) der Patienten eine SOLL-Empfehlung und 2,0% (n=1) eine SOLLTE-Empfehlung erhielten. Laut den Fachinformationen wurden bei **2,0%** der Patienten (n=1) ein PPI empfohlen, während entsprechend weiteren Leitlinien **4,1%** (n=2) ein PPI empfohlen wurde. Bei 4 Patienten **(8,0%)** wurde eine PPI-Empfehlung in mehr als einer Leitlinie ausgesprochen (siehe die Überlappung in den Kreisen bei *underuse* - Abbildung 8):

- 0 Patienten erhielten Empfehlungen gemäß **Fachinformationen** und **weitere Leitlinien**
- 1 Patient erhielt Empfehlungen gemäß **Fachinformationen** und **DGVS 2016**
- 3 Patienten erhielten Empfehlungen gemäß **weitere Leitlinien** und **DGVS 2016**
- 0 Patienten erhielten Empfehlungen gemäß **Fachinformationen, weitere Leitlinien** und **DGVS 2016**

7% der Patienten (n=44) wurden als *overuse* eingestuft, d.h. sie bekamen eine PPI-Therapie ohne eine adäquate PPI-Indikationsstellung.

Analyse bei Entlassung einschließlich Leitlinie der DGVS von 2016:
Siehe Abbildung 8
Im Jahr 2018 wurden bei der Entlassung insgesamt 629 Patienten ausgewertet und wie folgt kategorisiert: 332 Patienten (53%) wurden als *correct no use* bewertet, 205 Patienten (33%) als *correct use*, 58 Patienten (9%) als *underuse* und 34 Patienten (5%) als *overuse* klassifiziert.

6 Um Redundanzen zu vermeiden und die Arbeit nicht unnötig zu verlängern, wird die ausführliche Erklärung der Überlappung in den Kreisen ausschließlich in diesem Kapitel präsentiert.

Insgesamt wurden 332 Patienten als *correct no use* ausgewertet. Bei **60,5%** dieser Fälle (n=201) fehlten eine PPI-Empfehlung und eine PPI-Verordnung im Entlassungsbrief. Bei den verbleibenden 131 Patienten (**39,5%**) gab es eine KANN-Empfehlung laut DGVS 2016, jedoch keine PPI-Verordnung im Entlassungsbrief.

Unter den untersuchten Patienten wurden 205 als *correct use* bewertet. Von diesen Patienten erhielten 155 (**75,6%**), gemäß Leitlinie der DGVS von 2016, eine PPI-Empfehlung, die wie folgt aufgeteilt werden kann: In 21,0% (n=43) der Fälle wurde eine SOLL-Empfehlung ausgesprochen, in 2,9% (n=6) eine SOLLTE-Empfehlung und in 51,7% (n=106) eine KANN-Empfehlung. Bei **4,9%** der Patienten (n=10) wurde gemäß den Fachinformationen ein PPI empfohlen, im Vergleich zu **3,4%** (n=7) gemäß weiteren Leitlinien. Insgesamt erhielten 33 Patienten (**16,1%**) eine PPI-Empfehlung in mehr als einer Leitlinie und wurden folgendermaßen zugeordnet (siehe die Überlappung in den Kreisen bei *correct use* – Abbildung 8):

- 2 Patienten erhielten Empfehlungen gemäß **Fachinformationen** und **weitere Leitlinien**
- 21 Patienten erhielten Empfehlungen gemäß **Fachinformationen** und **DGVS 2016**
- 8 Patienten erhielten Empfehlungen gemäß **weitere Leitlinien** und **DGVS 2016**
- 2 Patienten erhielten Empfehlungen gemäß **Fachinformationen, weitere Leitlinien** und **DGVS 2016**

58 Patienten wurden als *underuse* eingestuft. Bei **93,1%** (n=54) dieser Patienten stammten die PPI-Empfehlung aus der Leitlinie der DGVS von 2016, wobei es bei allen 54 Patienten eine SOLL-Empfehlung war, während es keine SOLLTE-Empfehlungen (0%) gab. Gemäß den Fachinformationen erhielt ein einzelner Patient (n=1, **1,7%**) eine PPI-Empfehlung, während niemandem (n=0, **0,0%**) gemäß den weiteren Leitlinien eine PPI-Therapie empfohlen wurden. Hierbei erhielten 3 Patienten (**5,2%**) eine PPI-Empfehlung in mehr als einer Leitlinie (siehe die Überlappung in den Kreisen bei *underuse* – Abbildung 8):

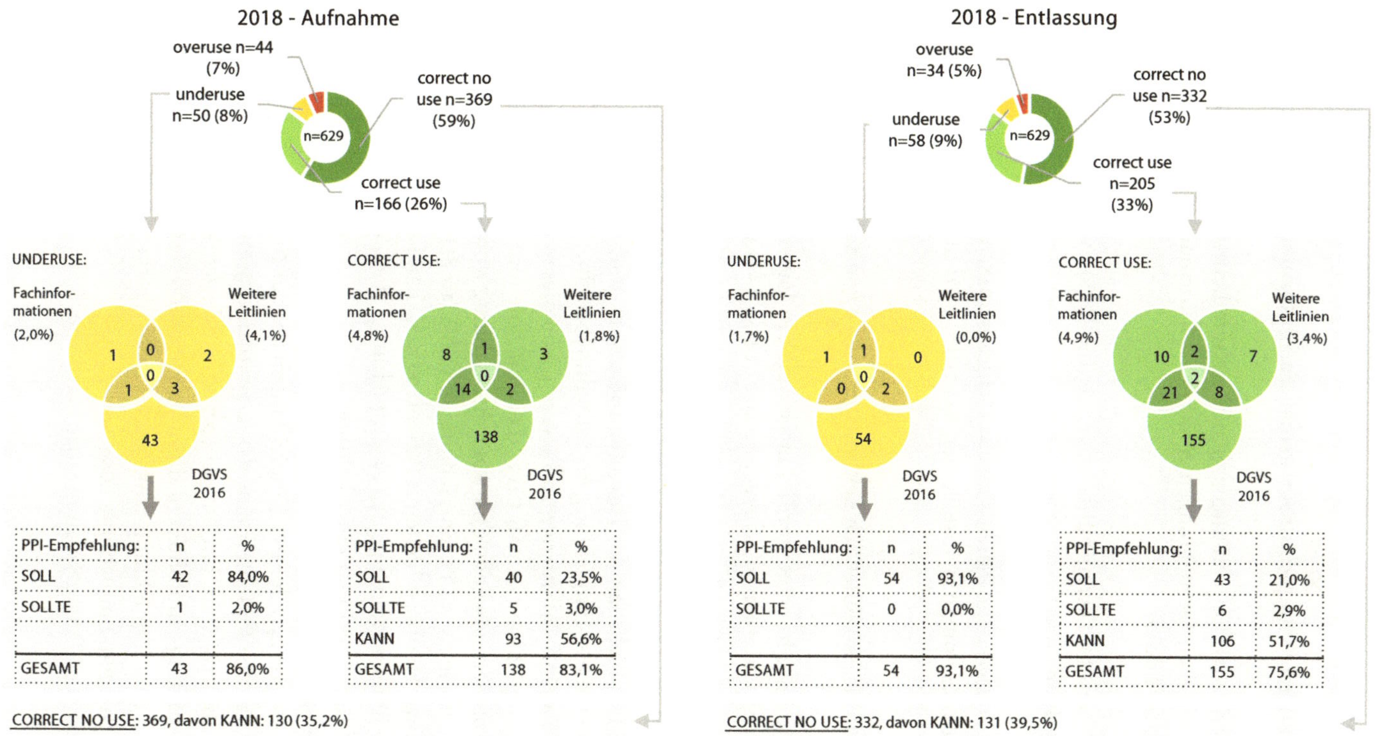

2018 - Aufnahme, UNDERUSE:

PPI-Empfehlung:	n	%
SOLL	42	84,0%
SOLLTE	1	2,0%
GESAMT	43	86,0%

2018 - Aufnahme, CORRECT USE:

PPI-Empfehlung:	n	%
SOLL	40	23,5%
SOLLTE	5	3,0%
KANN	93	56,6%
GESAMT	138	83,1%

2018 - Entlassung, UNDERUSE:

PPI-Empfehlung:	n	%
SOLL	54	93,1%
SOLLTE	0	0,0%
GESAMT	54	93,1%

2018 - Entlassung, CORRECT USE:

PPI-Empfehlung:	n	%
SOLL	43	21,0%
SOLLTE	6	2,9%
KANN	106	51,7%
GESAMT	155	75,6%

Abbildung 8: Auswertung der Daten bei Aufnahme und Entlassung im Jahr 2018 gemäß Fachinformationen, weiterer Leitlinien und S2k-Leitlinie der DGVS 2016

- 1 Patient erhielt Empfehlungen gemäß **Fachinformationen** und **weitere Leitlinien**
- 0 Patienten erhielten Empfehlungen gemäß **Fachinformationen** und **DGVS 2016**
- 2 Patienten erhielten Empfehlungen gemäß **weitere Leitlinien** und **DGVS 2016**
- 0 Patienten erhielten Empfehlungen gemäß **Fachinformationen, weitere Leitlinien** und **DGVS 2016**

Der Einsatz von einer PPI-Therapie ohne adäquate Indikation wurde bei 34 Patienten (5%) als *overuse* dokumentiert.

Die in Abbildung 9 dargestellte Patientenauswertung aus **2018**, unter Berücksichtigung der Leitlinie der **DGVS von 2022** anstelle der von 2016, wird im Folgenden detailliert erläutert.

Analyse bei Aufnahme einschließlich Leitlinie der DGVS von 2022: Siehe Abbildung 9

Bei der Aufnahme im Jahr 2018 wurden insgesamt 629 Patienten ausgewertet, von denen **43%** (n=272) Patienten als *correct no use*, **24%** (n=154) als *correct use*, **23%** (n=147) als *underuse* und **9%** (n=56) als *overuse* eingestuft wurden.

Als *correct no use* wurden 272 Patienten kategorisiert, von denen nur 3 Patienten (1,1%) eine KANN-Empfehlung bei der Leitlinie DGVS 2022 erhielten, aber kein PPI verschrieben wurde. Die Mehrheit der Patienten (98,9%, n=269) hatten weder eine PPI-Verordnung noch eine PPI-Empfehlung im Aufnahmebericht.

Es wurden 154 Patienten als *correct use* bewertet. Von diesen Patienten erhielten 127 (82,5%) eine PPI-Empfehlung gemäß DGVS-Leitlinie von 2022. Diese Empfehlungen wurden folgendermaßen aufgeteilt: Eine SOLL-Empfehlung wurde in 28,6% (n=44) der Fälle ausgesprochen, eine SOLLTE-Empfehlung in 52,6% (n=81) und eine KANN-Empfehlung in 1,3% (n=2). Hierbei erhielten 11 Patienten (7,1%) laut Fachinformationen und 3 (1,9%) gemäß weiteren Leitlinien eine PPI-Empfehlung. 13 Patienten (8,4%) erhielten eine PPI-Empfehlung in mehr als einer Leitlinie.

Unter den untersuchten Patienten wurden 147 als *underuse* eingestuft. Von diesen stammten 95,9% (n=141) der PPI-Empfehlungen aus der DGVS-Leitlinie von 2022, wobei 28,6% (n=42) der Patienten eine SOLL-Empfehlung und 67,3% (n=99) eine SOLLTE-Empfehlung erhielten. Ein Patient (0,7%) wurde gemäß Fachinformationen für eine PPI-Behandlung empfohlen, während 2 Patienten (1,4%) entsprechend den weiteren Leitlinien eine Empfehlung erhielten. In mehr als einer Leitlinie wurde bei 3 Patienten (2,0%) eine PPI-Empfehlung ausgesprochen.

Insgesamt wurden 56 Patienten als *overuse* klassifiziert.

Analyse bei Entlassung einschließlich Leitlinie der DGVS von 2022: Siehe Abbildung 9

Im Jahr 2018 wurden 629 entlassene Patienten ausgewertet und von diesen wurden **38%** (n=236) als *correct no use*, **30%** (n=188) als *correct use*, **24%** (n=154) als *underuse* und **8%** (n=51) als *overuse* eingestuft.

Von den 236 Patienten, die als *correct no use* bewertet wurden, erhielten 4 Patienten (**1,7%**) eine KANN-Empfehlung gemäß DGVS-Leitlinie 2022. Den übrigen Patienten (**98,3%**, n=232) wurden im Entlassungsbrief weder verschrieben noch empfohlen, PPI einzunehmen.

Als *correct use* wurden 188 Patienten eingestuft. **76,1%** (143 Patienten) erhielten eine PPI-Empfehlung nach Leitlinie der DGVS 2022. Davon waren 26,1% (49 Fälle) SOLL, 46,3% (87 Fälle) SOLLTE und 3,7% (7 Fälle) KANN-Empfehlungen. **5,9%** der Patienten (n=11) erhielten laut Fachinformationen eine PPI-Empfehlung und **4,3%** (n=8) entsprechend den weiteren Leitlinien. Insgesamt wurden bei 26 Patienten (**13,8%**) ein PPI in mehr als einer Leitlinie empfohlen.

Es wurden 154 Patienten als *underuse* identifiziert. Bei **98,1%** (n=151) dieser Patienten wurden PPI-Empfehlungen gemäß DGVS-Leitlinie von 2022 festgestellt. Davon waren 55 SOLL- (35,7%) und 96 SOLLTE-Empfehlungen (62,3%). Laut Fachinformationen erhielt ein Patient (n=1, **0,7%**) eine PPI-Empfehlung, während keinem (n=0, **0,0%**) laut weiteren Leitlinien PPI empfohlen wurde. Hierbei bekamen 2 Patienten (**1,3%**) eine PPI-Empfehlung in mehr als einer Leitlinie.

Ein *Overuse* von PPI wurde bei 51 Patienten festgestellt.

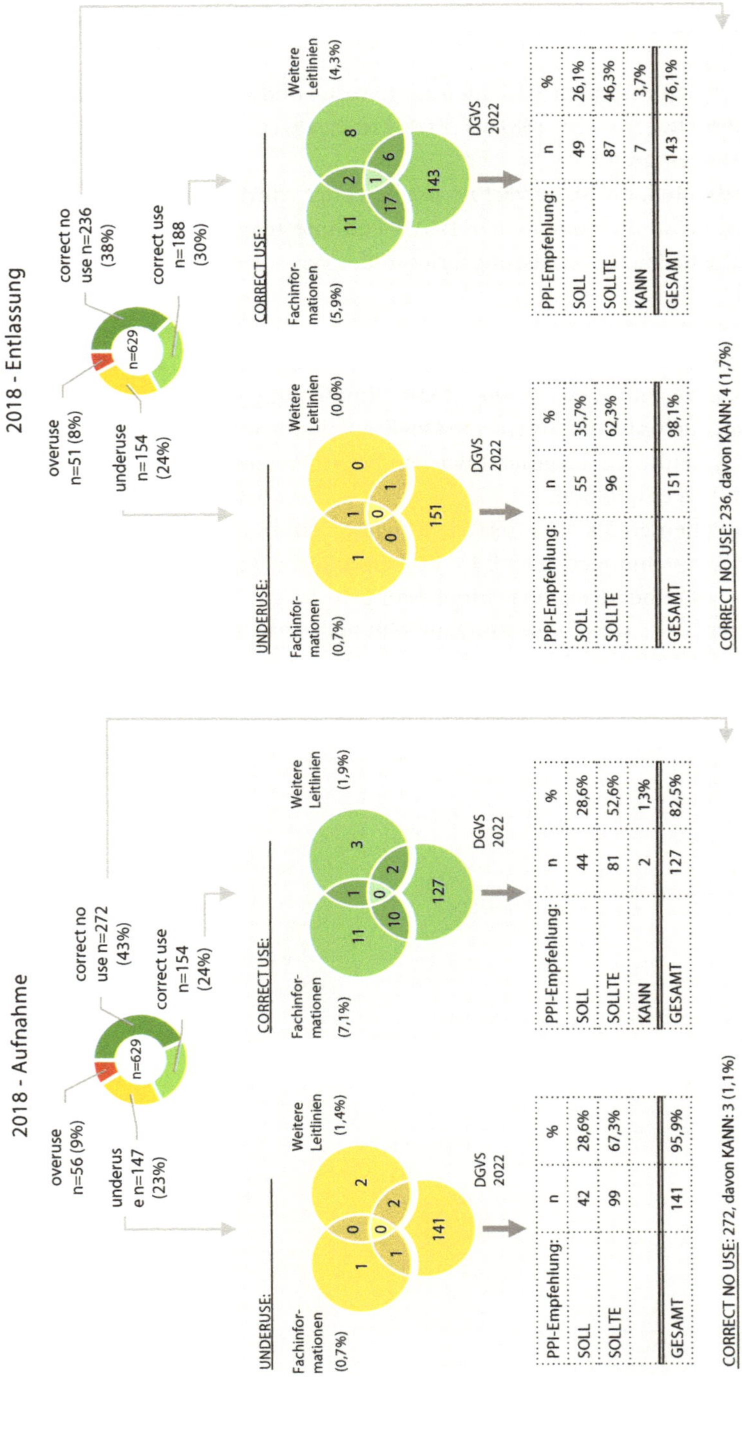

Abbildung 9: Auswertung der Daten bei Aufnahme und Entlassung im Jahr 2018 gemäß Fachinformationen, weiterer Leitlinien und S2k-Leitlinie der DGVS 2022

4.3.2 Auswertung aus dem Jahr 2020

Im Folgenden wird die Auswertung von Patientendaten aus dem **Jahr 2020** gemäß S2k-Leitlinie der **DGVS von 2016** ausführlich dargelegt.

Analyse bei Aufnahme einschließlich Leitlinie der DGVS von 2016: Siehe Abbildung 10

Im Jahr 2020 wurden die Aufnahmedaten von 815 Patienten ausgewertet. Dabei wurden **63%** (n=516) der Patienten als *correct no use*, **25%** (n=201) als *correct use*, **7%** (n=53) als *underuse* und **6%** (n=45) als *overuse* klassifiziert.

Von den 516 als *correct no use* ausgewerteten Patienten lagen bei 276 Patienten **(53,5%)** keine PPI-Empfehlung und keine PPI-Verordnung im Aufnahmebericht vor. Bei den übrigen 240 Patienten **(46,5%)** gab es eine KANN-Empfehlung laut DGVS 2016, aber keine PPI-Verordnung im Arztbrief.

Es wurden 201 Patienten als *correct use* bewertet. Bei **82,6%** dieser Patienten (n=166) wurde eine PPI-Empfehlung gemäß DGVS 2016 dokumentiert. Dabei hatten 38 Patienten (18,9%) eine SOLL-, 1 (0,5%) eine SOLLTE- und 127 (63,2%) eine KANN-Empfehlung. Hierbei erhielten 19 Patienten **(9,5%)** laut Fachinformationen und 3 **(1,5%)** gemäß weiteren Leitlinien eine PPI-Empfehlung. 13 Patienten **(6,5%)** erhielten eine PPI-Empfehlung in mehr als einer Leitlinie.

Als *underuse* wurden 53 Patienten identifiziert. Hiervon stammten **71,7%** (n=38) der PPI-Empfehlungen aus der DGVS-Leitlinie, wobei 69,8% (n=37) der Patienten eine SOLL- und 1,9% (n=1) eine SOLLTE-Empfehlung erhielten. Bei **7,5%** der Patienten (n=4) wurde gemäß Fachinformationen ein PPI empfohlen, im Vergleich zu **1,9%** (n=1) gemäß weiteren Leitlinien. Bei 10 Patienten **(18,9%)** wurde eine PPI-Empfehlung in mehr als einer Leitlinie ausgesprochen.

Die Anwendung von PPI wurde bei 45 Patienten als *overuse* eingestuft.

Analyse bei Entlassung einschließlich Leitlinie der DGVS von 2016: Siehe Abbildung 10

Aus dem Jahr 2020 wurden Entlassungsbriefe von 815 Patienten analysiert, von denen **50%** (n=407) als *correct no use*, **33%** (n=271) als *correct use*, **11%** (n=90) als *underuse* und **6%** (n=47) als *overuse* kategorisiert wurden.

Unter den 407 Patienten, die als *correct no use* identifiziert wurden, bekamen 214 Patienten **(52,6%)** laut DGVS 2016 eine KANN-Empfehlung. Bei den übrigen 193 Patienten **(47,4%)** gab es im Entlassungsbrief weder eine PPI-Verschreibung noch eine Empfehlung zur PPI-Einnahme.

271 Patienten wurden als *correct use* ausgewertet. **73,8%** (200 Patienten) erhielten eine PPI-Empfehlung nach Leitlinie der DGVS 2016. Von diesen Empfehlungen waren 23,6% (64 Fälle) SOLL, 0,7% (2 Fälle) SOLLTE und 49,4% (134 Fälle) KANN. Laut Fachinformationen wurden bei **8,1%** der Patienten (n=22) eine Empfehlung zur PPI-Ein-

nahme gegeben, während entsprechend weiteren Leitlinien **4,1%** (n=11) der Patienten davon betroffen waren. 38 Patienten (**14,0%**) erhielten eine PPI-Empfehlung gemäß mehr als einer Leitlinie.

Es wurden insgesamt 90 Patienten als *underuse* bewertet. Bei **85,6%** (n=77) dieser Patienten wurden PPI-Empfehlungen gemäß DGVS-Leitlinie von 2016 festgestellt. Davon waren 75 SOLL- (83,3%) und 2 SOLLTE-Empfehlungen (2,2%). Laut Fachinformationen erhielten 3 Patienten (**3,3%**) eine Empfehlung, während keinem (n=0, **0,0%**) gemäß weiteren Leitlinien PPI empfohlen wurde. Hierbei erhielten 10 Patienten (**11,1%**) eine PPI-Empfehlung in mehr als einer Leitlinie.

47 Patienten wurden als *overuse* klassifiziert.

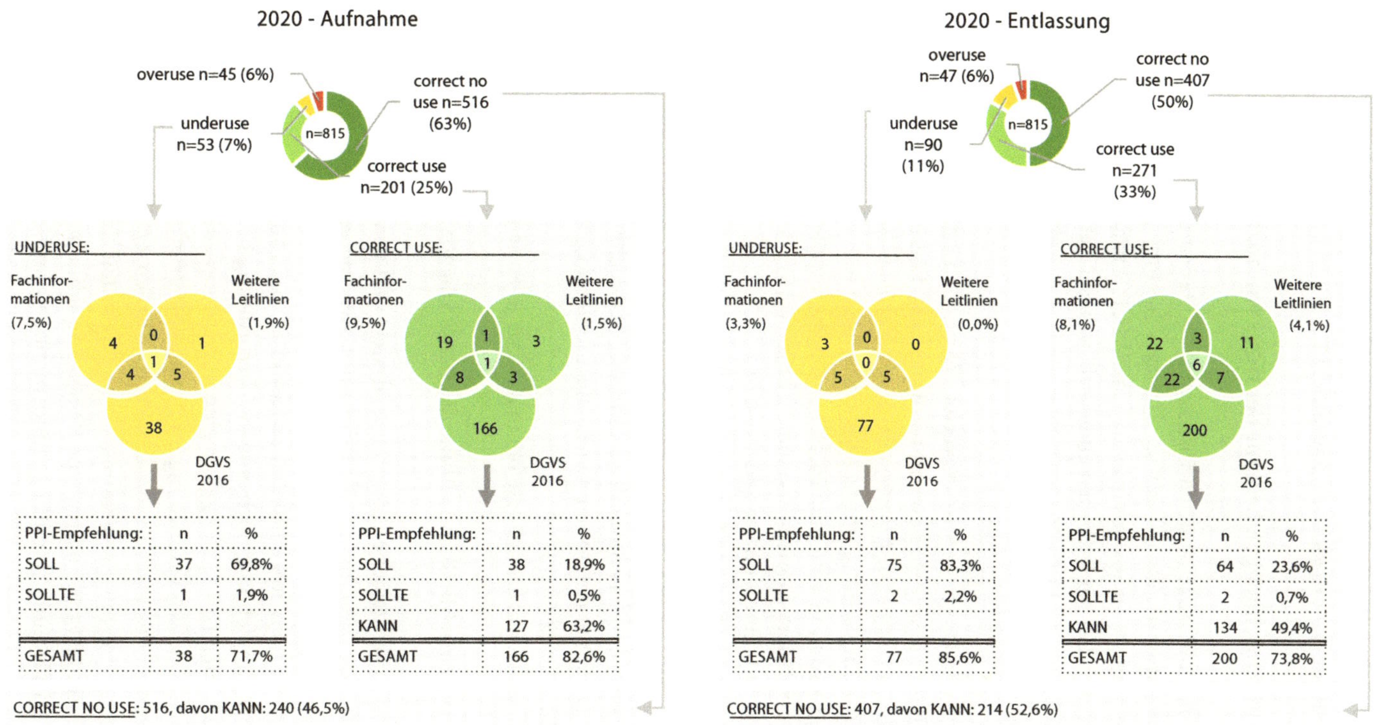

2020 - Aufnahme, UNDERUSE:

PPI-Empfehlung:	n	%
SOLL	37	69,8%
SOLLTE	1	1,9%
GESAMT	38	71,7%

2020 - Aufnahme, CORRECT USE:

PPI-Empfehlung:	n	%
SOLL	38	18,9%
SOLLTE	1	0,5%
KANN	127	63,2%
GESAMT	166	82,6%

2020 - Entlassung, UNDERUSE:

PPI-Empfehlung:	n	%
SOLL	75	83,3%
SOLLTE	2	2,2%
GESAMT	77	85,6%

2020 - Entlassung, CORRECT USE:

PPI-Empfehlung:	n	%
SOLL	64	23,6%
SOLLTE	2	0,7%
KANN	134	49,4%
GESAMT	200	73,8%

Abbildung 10: Auswertung der Daten bei Aufnahme und Entlassung im Jahr 2020 gemäß Fachinformationen, weiterer Leitlinien und S2k-Leitlinie der DGVS 2016

Im Anschluss wird eine Erläuterung der Auswertung von Patientendaten aus dem **Jahr 2020** gemäß S2k-Leitlinie der **DGVS 2022** präsentiert.

Analyse bei Aufnahme einschließlich Leitlinie der DGVS von 2022: Siehe Abbildung 11

Bei der Aufnahme im Jahr 2020 wurden insgesamt 815 Patienten ausgewertet, von denen **44%** (n=356) Patienten als *correct no use*, **23%** (n=190) als *correct use*, **26%** (n=213) als *underuse* und **7%** (n=56) als *overuse* klassifiziert wurden.

Als *correct no use* wurden 356 Patienten eingestuft. 3 dieser Patienten (**0,8%**) erhielten eine KANN-Empfehlung laut DGVS 2022 ohne PPI-Verschreibung. Bei **99,2%** der Patienten (n=353) gab es weder eine Verschreibung noch eine Empfehlung für PPI im Aufnahmebericht.

190 Patienten wurden als *correct use* bewertet. Von denen erhielten 155 Patienten (**81,6%**) laut DGVS-Leitlinie von 2022 eine PPI-Empfehlung. Diese Empfehlungen wurden wie folgt kategorisiert: 39 Fälle (20,5%) erhielten eine SOLL-Empfehlung, 114 Fälle (60,0%) eine SOLLTE-Empfehlung und 2 Fälle (1,1%) eine KANN-Empfehlung. Laut Fachinformationen wurden 18 Patienten (**9,5%**) und gemäß weiteren Leitlinien 3 Patienten (**1,6%**) ein PPI indiziert. In mehr als einer Leitlinie wurde bei 14 Patienten (**7,4%**) eine Empfehlung zur PPI-Einnahme ausgesprochen.

Es wurden 213 Patienten als *underuse* identifiziert. Bei **93,0%** (n=198) dieser Patienten wurden PPI-Empfehlungen gemäß DGVS 2022 festgestellt. Davon waren 40 SOLL- (18,8%) und 158 SOLLTE-Empfehlungen (74,2%). Laut Fachinformationen wurden bei **2,3%** der Patienten (n=5) ein PPI empfohlen, während entsprechend den weiteren Leitlinien bei **0,9%** (n=2) ein PPI empfohlen wurde. 8 Patienten (**3,8%**) erhielten eine PPI-Empfehlung in mehr als einer Leitlinie.

Die Klassifizierung als *overuse* erfolgte bei insgesamt 56 Patienten.

Analyse bei Entlassung einschließlich Leitlinie der DGVS von 2022: Siehe Abbildung 11

Im Jahr 2020 wurden 815 entlassene Patienten analysiert und von diesen wurden **33%** (n=268) als *correct no use*, **32%** (n=257) als *correct use*, **28%** (n=229) als *underuse* und **7%** (n=61) als *overuse* eingestuft.

Als *correct no use* wurden 268 Patienten ausgewertet. Bei **100%** der Fälle (n=268) wurde weder eine PPI-Empfehlung noch eine PPI-Verordnung im Arztbrief dokumentiert. Bei keinem Patienten (**n=0, 0%**) gab es eine KANN-Empfehlung gemäß der Leitlinie DGVS 2022 ohne eine PPI-Verordnung im Entlassungsbrief.

Von den 257 Patienten, die als *correct use* bewertet wurden, erhielten 188 Patienten (**73,2%**) laut DGVS 2022 eine PPI-Empfehlung: 65 (25,3%) hatten eine SOLL-, 115 (44,7%) hatten eine SOLLTE- und 8 (3,1%) hatten eine KANN-Empfehlung. 24 Patienten (**9,3%**) bekamen eine PPI-Empfehlung gemäß Fachinformationen im Vergleich zu 11 (**4,3%**) bei weiteren Leitlinien. Insgesamt erhielten 34 Patienten (**13,2%**) Empfehlungen von mehr als einer Leitlinie.

Es wurden 229 Patienten als *underuse* eingestuft. Davon hatten 215 (93,9%) eine PPI-Empfehlung gemäß DGVS 2022, wobei 75 Empfehlungen (32,8%) als SOLL und 140 (61,1%) als SOLLTE ausgewertet wurden. Laut Fachinformationen erhielten 4 Patienten (1,7%) eine PPI-Empfehlung, während einem Patienten (n=1, 0,4%) laut weiteren Leitlinien ein PPI empfohlen wurde. Bei 9 Patienten (3,9%) wurde eine PPI-Empfehlung in mehr als einer Leitlinie ausgesprochen.

61 Patienten wurden als *overuse* evaluiert.

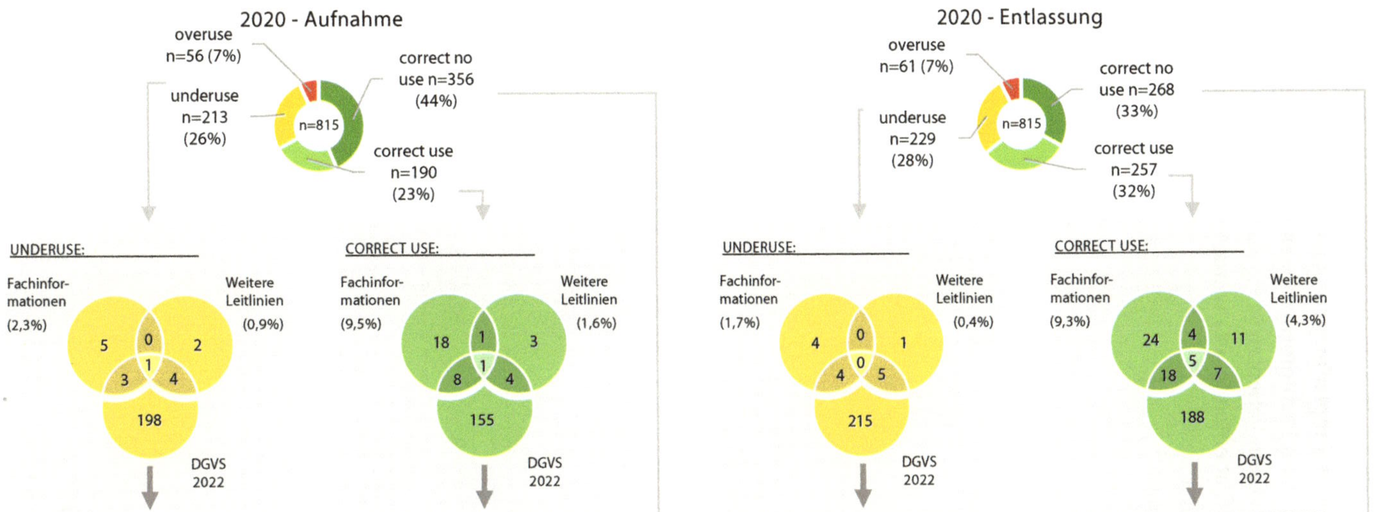

2020 - Aufnahme, UNDERUSE:

PPI-Empfehlung:	n	%
SOLL	40	18,8%
SOLLTE	158	74,2%
GESAMT	198	93,0%

2020 - Aufnahme, CORRECT USE:

PPI-Empfehlung:	n	%
SOLL	39	20,5%
SOLLTE	114	60,0%
KANN	2	1,1%
GESAMT	155	81,6%

CORRECT NO USE: 356, davon KANN: 3 (0,8%)

2020 - Entlassung, UNDERUSE:

PPI-Empfehlung:	n	%
SOLL	75	32,8%
SOLLTE	140	61,1%
GESAMT	215	93,9%

2020 - Entlassung, CORRECT USE:

PPI-Empfehlung:	n	%
SOLL	65	25,3%
SOLLTE	115	44,7%
KANN	8	3,1%
GESAMT	188	73,2%

CORRECT NO USE: 268, davon KANN: 0 (0,0%)

Abbildung 11: Auswertung der Daten bei Aufnahme und Entlassung im Jahr 2020 gemäß Fachinformationen, weiterer Leitlinien und S2k-Leitlinie der DGVS 2022

4.3.3 Auswertung aus dem Jahr 2022

Im nächsten Abschnitt wird die Analyse von Patientendaten aus dem **Jahr 2022** gemäß Leitlinie der **DGVS von 2016** eingehend erläutert.

Analyse bei Aufnahme einschließlich Leitlinie der DGVS von 2016: Siehe Abbildung 12

Im Jahr 2022 wurden die Aufnahmedaten von 861 Patienten beurteilt, von denen **62%** (n=536) als *correct no use*, **27%** (n=231) als *correct use*, **6%** (n=55) als *underuse* und **5%** (n=39) als *overuse* ausgewertet wurden.

Von den als *correct no use* eingestuften 536 Patienten erhielten 208 **(38,8%)** eine KANN-Empfehlung gemäß DGVS 2016, dabei wurde jedoch kein PPI verschrieben. Die übrigen 328 Patienten **(61,2%)** erhielten weder eine PPI-Verordnung noch eine entsprechende Empfehlung.

Es wurden 231 Patienten als *correct use* bewertet. Bei **84,8%** dieser Patienten (n=196) wurde eine PPI-Empfehlung gemäß DGVS 2016 dokumentiert. Dabei hatten 47 Patienten (20,3%) eine SOLL-, 5 (2,2%) eine SOLLTE- und 144 (62,3%) eine KANN-Empfehlung. **5,2%** der Patienten (n=12) erhielten eine PPI-Empfehlung gemäß Fachinformationen, **3,0%** (n=7) bei weiteren Leitlinien. **6,9%** der Patienten (n=16) bekamen Empfehlungen von mehr als einer Leitlinie.

Als *underuse* wurden 55 Patienten identifiziert. Hiervon stammen **78,2%** (n=43) der PPI-Empfehlungen aus der DGVS 2016, wobei 76,4% (n=42) der Patienten eine SOLL- und 1,8% (n=1) eine SOLLTE-Empfehlung erhielten. Laut Fachinformationen erhielten 5 Patienten **(9,1%)** eine PPI-Empfehlung, während keinem (n=0, **0,0%**) laut weiteren Leitlinien ein PPI empfohlen wurde. Bei 7 Patienten **(12,7%)** wurde eine PPI-Empfehlung in mehr als einer Leitlinie ausgesprochen.

Ein PPI-*Overuse* wurde bei 39 Patienten festgestellt.

Analyse bei Entlassung einschließlich Leitlinie der DGVS von 2016: Siehe Abbildung 12

Im Jahr 2022 wurden 861 Patienten bei der Entlassung ausgewertet und wie folgt kategorisiert: 412 Patienten **(48%)** wurden als *correct no use* bewertet, 295 Patienten **(34%)** als *correct use*, 112 Patienten **(13%)** als *underuse* und 42 Patienten **(5%)** als *overuse* klassifiziert.

Von den 412 Patienten, die als *correct no use* bewertet wurden, erhielten 181 Patienten **(43,9%)** eine KANN-Empfehlung gemäß DGVS-Leitlinie 2016. Den übrigen Patienten **(56,1%**, n=231) wurden im Entlassungsbrief weder verschrieben noch empfohlen, PPI einzunehmen.

295 Patienten wurden als *correct use* identifiziert. **75,3%** (222 Patienten) erhielten eine PPI-Empfehlung nach Leitlinie der DGVS 2016. Von diesen Empfehlungen waren 25,1% (74 Fälle) SOLL, 1,0% (3 Fälle) SOLLTE und 49,2% (145 Fälle) KANN. Bei **7,5%** der

Patienten (n=22) wurde gemäß Fachinformationen ein PPI empfohlen, im Vergleich zu 5,4% (n=16) gemäß weiteren Leitlinien. 35 Patienten (11,9%) erhielten eine PPI-Empfehlung in mehr als einer Leitlinie.

Es wurden insgesamt 112 Patienten als *underuse* evaluiert. Bei 92,0% (n=103) dieser Patienten wurden PPI-Empfehlungen gemäß DGVS 2016 festgestellt. Davon waren 103 SOLL-Empfehlungen (92,0%), aber keine SOLLTE-Empfehlung (n=0, 0,0%). Laut Fachinformationen erhielten 3 Patienten (2,7%) eine Empfehlung, während keinem (n=0, 0,0%) gemäß weiteren Leitlinien PPI empfohlen wurden. 6 Patienten (5,4%) erhielten eine PPI-Empfehlung in mehr als einer Leitlinie.

Als *overuse* wurden 42 Patienten eingestuft.

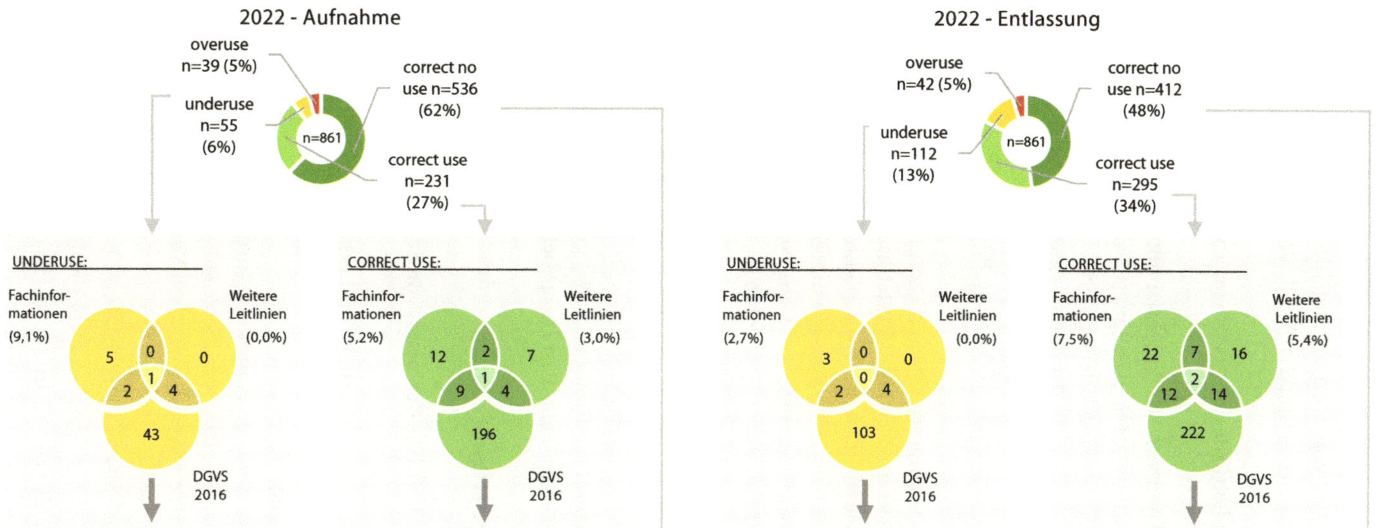

2022 - Aufnahme, UNDERUSE:

PPI-Empfehlung:	n	%
SOLL	42	76,4%
SOLLTE	1	1,8%
GESAMT	43	78,2%

2022 - Aufnahme, CORRECT USE:

PPI-Empfehlung:	n	%
SOLL	47	20,3%
SOLLTE	5	2,2%
KANN	144	62,3%
GESAMT	196	84,8%

CORRECT NO USE: 536, davon KANN: 208 (38,8%)

2022 - Entlassung, UNDERUSE:

PPI-Empfehlung:	n	%
SOLL	103	92,0%
SOLLTE	0	0,0%
GESAMT	103	92,0%

2022 - Entlassung, CORRECT USE:

PPI-Empfehlung:	n	%
SOLL	74	25,1%
SOLLTE	3	1,0%
KANN	145	49,2%
GESAMT	222	75,3%

CORRECT NO USE: 412, davon KANN: 181 (43,9%)

Abbildung 12: Auswertung der Daten bei Aufnahme und Entlassung im Jahr 2022 gemäß Fachinformationen, weiterer Leitlinien und S2k-Leitlinie der DGVS 2016

In Abbildung 13 wird die Patientenauswertung aus dem **Jahr 2022** präsentiert, die unter Berücksichtigung der Leitlinie der **DGVS von 2022** durchgeführt wurde. Im weiteren Verlauf des Textes wird eine detaillierte Erklärung der Abbildung gegeben.

Analyse bei Aufnahme einschließlich Leitlinie der DGVS von 2022: Siehe Abbildung 17

Im Jahr 2022 wurden die Aufnahmedaten von 861 Patienten untersucht und ausgewertet. Von diesen wurden **44%** (n=380) als *correct no use*, **24%** (n=210) als *correct use*, **25%** (n=211) als *underuse* und **7%** (n=60) als *overuse* kategorisiert.

Unter den als *correct no use* ausgewerteten 380 Patienten erhielten 2 Patienten (**0,5%**) eine KANN-Empfehlung gemäß DGVS 2022, wobei aber kein PPI verschrieben wurde. Die übrigen Patienten (n=378, **99,5%**) erhielten weder eine PPI-Verschreibung noch eine PPI-Empfehlung.

210 Patienten wurden als *correct use* eingestuft. Von diesen erhielten 175 Patienten (**83,3%**) eine PPI-Empfehlung laut DGVS 2022. Diese Empfehlungen wurden wie folgt aufgeteilt: In 24,3% (n=51) der Fälle wurde eine SOLL-Empfehlung ausgesprochen, in 57,6% (n=121) eine SOLLTE- und in 1,4% (n=3) eine KANN-Empfehlung. Bei **6,2%** (n=13) der Patienten wurde gemäß Fachinformationen ein PPI empfohlen, während es laut weiteren Leitlinien bei **4,3%** (n=9) der Fall war. 13 Patienten (**6,2%**) erhielten eine PPI-Empfehlung, die in mehr als einer Leitlinie enthalten war.

Von 211 identifizierten *underuse* Fällen waren **95,3%** (n=201) der PPI-Empfehlungen laut DGVS 2022. Unter diesen Patienten erhielten 19,9% (n=42) eine SOLL- und 75,4% (n=159) eine SOLLTE-Empfehlung. Laut weiteren Leitlinien wurde bei keinem Patienten (n=0, **0,0%**) ein PPI empfohlen, während 6 Patienten (**2,8%**) gemäß Fachinformationen eine PPI-Indikation erhielten. **1,9%** der Patienten (n=4) bekamen Empfehlungen von mehr als einer Leitlinie.

Bei 60 Patienten wurde ein *overuse* erfasst.

Analyse bei Entlassung einschließlich Leitlinie der DGVS von 2022: Siehe Abbildung 17

861 Entlassungsbriefe wurden im Jahr 2022 untersucht und ergaben folgende Kategorisierung: **33%** (n=281) wurden als *correct no use* bewertet, **32%** (n=273) als *correct use*, **28%** (n=243) als *underuse* und **7%** (n=64) als *overuse*.

Von den 281 Patienten, die als *correct no use* eingestuft wurden, erhielt ein Patient (**0,4%**) eine KANN-Empfehlung laut DGVS 2022, jedoch ohne PPI-Verschreibung. Die restlichen Patienten (n=280, **99,6%**) erhielten weder eine PPI-Verschreibung noch eine entsprechende Indikation.

273 Patienten wurden als *correct use* ausgewertet. Hiervon bekamen 204 Patienten (**74,7%**) eine PPI-Empfehlung gemäß DGVS 2022. Von diesen Empfehlungen wurden 27,8% (n=76) als SOLL, 44,7% (n=122) als SOLLTE und 2,2% (n=6) als KANN eingestuft. Laut Fachinformationen wurde bei **8,1%** (n=22) der Patienten eine PPI-Empfehlung aus-

gesprochen, während dies gemäß weiteren Leitlinien bei 7,0% (n=19) der Fall war. Insgesamt erhielten 28 Patienten (10,3%) eine PPI-Empfehlung gemäß mehreren Leitlinien.

Als *underuse* wurden 243 Patienten identifiziert. Von diesen bekamen 237 Patienten (97,5%) eine PPI-Empfehlung nach DGVS 2022. Davon waren 98 (40,3%) als SOLL und 139 (57,2%) als SOLLTE bewertet. 3 Patienten (1,2%) erhielten lauf Fachinformationen eine PPI-Empfehlung, während gemäß weiteren Leitlinien kein einziger Patient (n=0, 0,0%) dazu aufgefordert wurde. 3 Patienten (1,2%) erhielten eine PPI-Empfehlung in mehr als einer Leitlinie.

Die Anwendung von PPI wurde bei 64 Patienten als *overuse* ausgewertet.

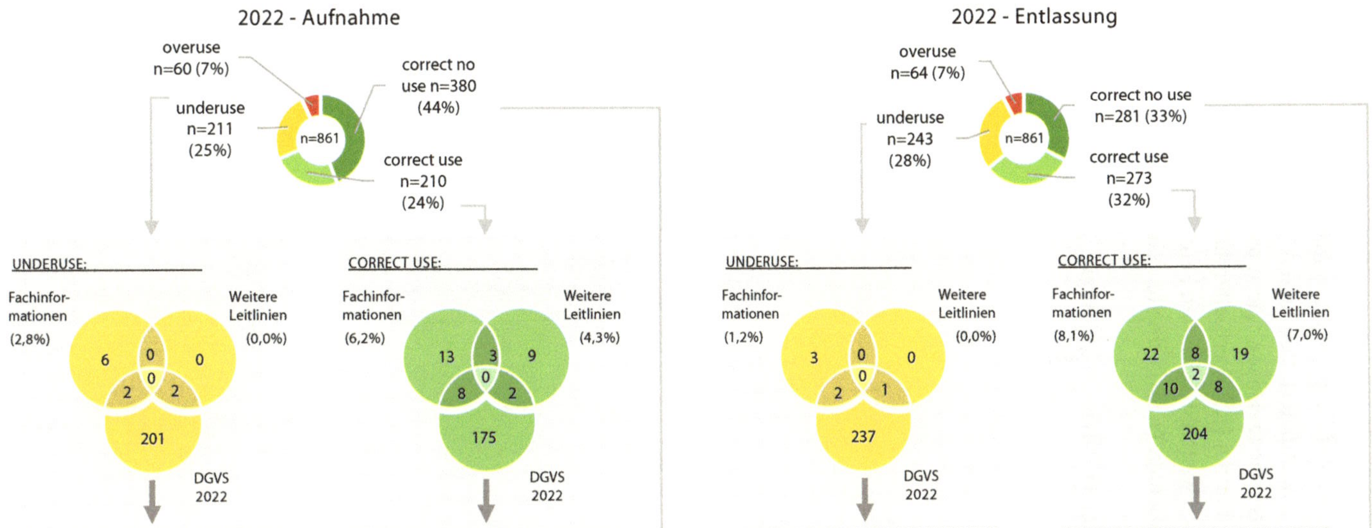

2022 - Aufnahme – UNDERUSE:

PPI-Empfehlung:	n	%
SOLL	42	19,9%
SOLLTE	159	75,4%
GESAMT	201	95,3%

2022 - Aufnahme – CORRECT USE:

PPI-Empfehlung:	n	%
SOLL	51	24,3%
SOLLTE	121	57,6%
KANN	3	1,4%
GESAMT	175	83,3%

CORRECT NO USE: 380, davon KANN: 2 (0,5%)

2022 - Entlassung – UNDERUSE:

PPI-Empfehlung:	n	%
SOLL	98	40,3%
SOLLTE	139	57,2%
GESAMT	237	97,5%

2022 - Entlassung – CORRECT USE:

PPI-Empfehlung:	n	%
SOLL	76	27,8%
SOLLTE	122	44,7%
KANN	6	2,2%
GESAMT	204	74,7%

CORRECT NO USE: 281, davon KANN: 1 (0,4%)

Abbildung 13: Auswertung der Daten bei Aufnahme und Entlassung im Jahr 2022 gemäß Fachinformationen, weiterer Leitlinien und S2k-Leitlinie der DGVS 2022

4.3.4 Gesamtauswertung aus allen Jahren

Die Gesamtauswertung der Patientendaten aus **allen analysierten Jahren** ist in Abbildung 14 dargestellt. Dabei wurden zunächst die Vorgaben der Leitlinien der **DGVS 2016** berücksichtigt.

Analyse bei Aufnahme einschließlich Leitlinie der DGVS von 2016: Siehe Abbildung 14

Insgesamt wurden 2.305 Patienten aus allen untersuchten Jahren analysiert. Dabei wurden bei Aufnahme 1.421 Patienten (62%) als *correct no use*, 598 (26%) als *correct use*, 158 (7%) als *underuse* und 128 (6%) als *overuse* ausgewertet.

Unter den 1.421 Patienten, die als *correct no use* bewertet wurden, wurde bei 843 Patienten (59,3%) weder eine Empfehlung noch eine Verordnung für PPI im Aufnahmebericht vermerkt. Bei den verbleibenden 578 Patienten (40,7%) gab es eine KANN-Empfehlung laut DGVS 2016, jedoch wurde keine PPI-Verordnung im Aufnahmebericht angegeben.

598 Patienten wurden als *correct use* klassifiziert. Bei **83,6%** dieser Patienten (n=500) wurde eine PPI-Empfehlung gemäß DGVS 2016 dokumentiert. Dabei hatten 124 Patienten (20,7%) eine SOLL-, 11 (1,8%) eine SOLLTE- und 365 (61,0%) eine KANN-Empfehlung. **6,5%** der Patienten (n=39) erhielten eine PPI-Empfehlung laut Fachinformationen, **2,2%** (n=13) gemäß weiteren Leitlinien. **7,7%** der Patienten (n=46) bekamen Empfehlungen von mehr als einer Leitlinie.

Als *underuse* wurden 158 Patienten betrachtet. Von diesen hatten 124 (78,5%) laut DGVS 2016 eine PPI-Empfehlung erhalten, wobei 121 Empfehlungen (76,6%) als SOLL und 3 (1,9%) als SOLLTE bewertet wurden. Bei **6,3%** (n=10) der Patienten wurde gemäß Fachinformationen ein PPI empfohlen, während es laut weiteren Leitlinien bei **1,9%** (n=3) der Fall war. 21 Patienten (13,3%) erhielten eine PPI-Empfehlung, die in mehr als einer Leitlinie enthalten war.

128 Patienten wurden insgesamt als *overuse* evaluiert.

Analyse bei Entlassung einschließlich Leitlinie der DGVS von 2016: Siehe Abbildung 14

Es wurden 2.305 entlassenen Patienten aus allen Jahren ausgewertet und von diesen wurden **50%** (n=1.151) als *correct no use*, **33%** (n=771) als *correct use*, **11%** (n=260) als *underuse* und **5%** (n=123) als *overuse* eingestuft.

Unter den 1.151 als *correct no use* klassifizierten Patienten bekamen 526 Patienten (45,7%) eine KANN-Empfehlung gemäß DGVS 2016, jedoch ohne PPI-Verschreibung. Die übrigen 625 Patienten (54,3%) erhielten weder eine PPI-Verschreibung noch eine entsprechende Indikation.

771 Patienten wurden als *correct use* identifiziert. **74,8%** (577 Patienten) erhielten eine PPI-Empfehlung nach Leitlinie der DGVS 2016. Von diesen Empfehlungen waren

23,5% (181 Fälle) SOLL, 1,4% (11 Fälle) SOLLTE und 49,9% (385 Fälle) KANN. Bei 7,0% der Patienten (n=54) wurde gemäß Fachinformationen ein PPI empfohlen, im Vergleich zu 4,4% (n=34) laut weiteren Leitlinien. 106 Patienten (13,7%) erhielten eine PPI-Empfehlung in mehr als einer Leitlinie.

Es wurden 260 Patienten als *underuse* evaluiert. Davon hatten 234 (90,0%) eine PPI-Empfehlung gemäß DGVS 2016, wobei 232 Empfehlungen (89,2%) als SOLL und 2 (0,8%) als SOLLTE ausgewertet wurden. Laut Fachinformationen erhielten 7 Patienten (2,7%) eine PPI-Empfehlung, während niemandem (n=0, 0,0%) laut den weiteren Leitlinien PPI empfohlen wurde. Bei 19 Patienten (7,3%) wurde eine PPI-Empfehlung in mehr als einer Leitlinie ausgesprochen.

Ein PPI-*Overuse* wurde bei insgesamt 123 Patienten festgestellt.

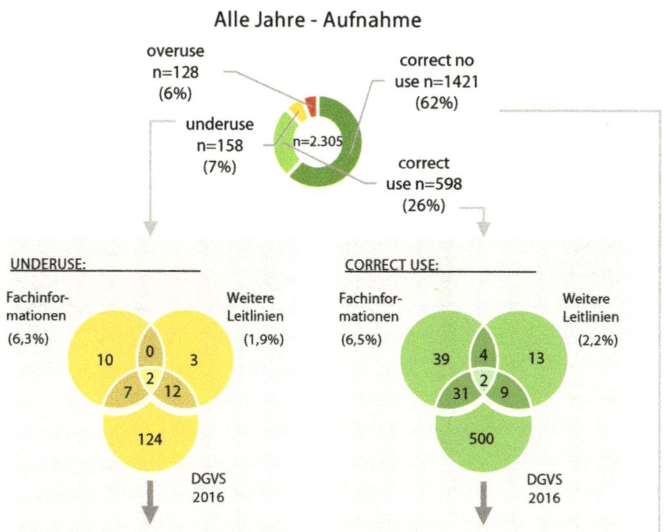

UNDERUSE:

PPI-Empfehlung:	n	%
SOLL	121	76,6%
SOLLTE	3	1,9%
GESAMT	124	78,5%

CORRECT USE:

PPI-Empfehlung:	n	%
SOLL	124	20,7%
SOLLTE	11	1,8%
KANN	365	61,0%
GESAMT	500	83,6%

CORRECT NO USE: 1.421, davon KANN: 578 (40,7%)

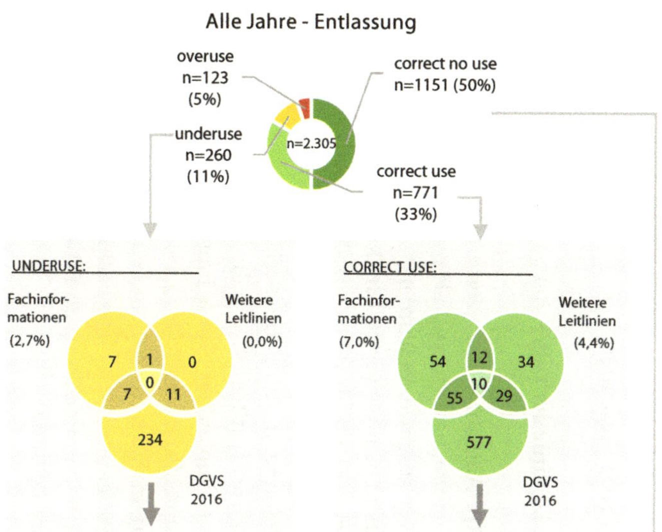

UNDERUSE:

PPI-Empfehlung:	n	%
SOLL	232	89,2%
SOLLTE	2	0,8%
GESAMT	234	90,0%

CORRECT USE:

PPI-Empfehlung:	n	%
SOLL	181	23,5%
SOLLTE	11	1,4%
KANN	385	49,9%
GESAMT	577	74,8%

CORRECT NO USE: 1.151, davon KANN: 526 (45,7%)

Abbildung 14: Auswertung der Daten bei Aufnahme und Entlassung aus allen analysierten Jahren gemäß Fachinformationen, weiterer Leitlinien und S2k-Leitlinie der DGVS 2016

Im Anschluss wird eine Gesamtauswertung der Patientendaten **aus allen untersuchten Jahren** gemäß S2k-Leitlinie der **DGVS 2022** präsentiert.

Analyse bei Aufnahme einschließlich Leitlinie der DGVS von 2022: Siehe Abbildung 15

Aus allen analysierten Jahren wurden die Aufnahmedaten von 2.305 Patienten beurteilt, von denen **44%** (n=1.008) als *correct no use*, **24%** (n=554) als *correct use*, **25%** (n=571) als *underuse* und **7%** (n=172) als *overuse* ausgewertet wurden.

Als *correct no use* wurden 1.008 Patienten ausgewertet, von denen lediglich 8 Patienten (**0,8%**) eine KANN-Empfehlung bei der Leitlinie DGVS 2022 erhielten, jedoch ohne PPI-Verschreibung. Die Mehrheit der Patienten (**99,2%**, n=1.000) hatten weder eine PPI-Verordnung noch eine PPI-Empfehlung im Aufnahmebericht.

Es wurden 554 Patienten als *correct use* identifiziert. Von diesen Patienten erhielten 457 (**82,5%**) gemäß DGVS 2022 eine PPI-Empfehlung. Diese Empfehlungen lassen sich wie folgt präsentieren: Eine SOLL-Empfehlung wurde in 24,2% (n=134) der Fälle ausgesprochen, eine SOLLTE-Empfehlung in 57,0% (n=316) und eine KANN-Empfehlung in 1,3% (n=7). Hierbei erhielten 42 Patienten (**7,6%**) laut Fachinformationen und 15 (**2,7%**) gemäß weiteren Leitlinien eine PPI-Empfehlung. 40 Patienten (**7,2%**) erhielten eine PPI-Empfehlung in mehr als einer Leitlinie.

571 Patienten wurden als *underuse* evaluiert. Bei **94,6%** (n=540) dieser Patienten wurden PPI-Empfehlungen gemäß DGVS 2022 festgestellt. Davon waren 124 SOLL- (21,7%) und 416 SOLLTE-Empfehlungen (72,9%). Laut Fachinformationen wurden bei **2,1%** der Patienten (n=12) ein PPI empfohlen, während entsprechend weiteren Leitlinien bei **0,7%** (n=4) ein PPI empfohlen wurde. 15 Patienten (**2,6%**) erhielten eine PPI-Empfehlung in mehr als einer Leitlinie.

172 Patienten wiesen ein PPI-*Overuse* auf.

Analyse bei Entlassung einschließlich Leitlinie der DGVS von 2022: Siehe Abbildung 15

2.305 Entlassungsbriefe wurden aus allen untersuchten Jahren analysiert und von diesen wurden **34%** (n=785) als *correct no use*, **31%** (n=718) als *correct use*, **27%** (n=626) als *underuse* und **8%** (n=176) als *overuse* eingestuft.

Von den 785 als *correct no use* ausgewerteten Patienten lag bei 780 Patienten (**99,4%**) weder eine PPI-Empfehlung noch eine PPI-Verordnung im Entlassungsbrief vor. Bei den übrigen 5 Patienten (**0,6%**) gab es eine KANN-Empfehlung laut DGVS 2022, aber keine PPI-Verordnung.

Es wurden 718 Patienten als *correct use* bewertet. Bei **74,5%** dieser Patienten (n=535) wurde eine PPI-Empfehlung gemäß DGVS 2022 dokumentiert. Dabei hatten 190 Patienten (26,5%) eine SOLL-, 324 (45,1%) eine SOLLTE- und 21 (2,9%) eine KANN-Empfehlung. **7,9%** der Patienten (n=57) erhielten eine PPI-Empfehlung gemäß Fachinformationen,

5,3% (n=38) bei weiteren Leitlinien. 12,3% der Patienten (n=88) bekamen Empfehlungen von mehr als einer Leitlinie.

Unter den 626 Patienten, die als *underuse* evaluiert wurden, hatten 603 (96,3%) eine PPI-Empfehlung gemäß DGVS 2022, von denen 228 Empfehlungen (36,4%) als SOLL und 375 (59,9%) als SOLLTE ausgewertet wurden. Laut Fachinformationen erhielten 8 Patienten (1,3%) eine PPI-Empfehlung, während ein Patient (n=1, 0,2%) gemäß weiteren Leitlinien PPI empfohlen wurde. Bei 14 Patienten (2,2%) wurde in mehr als einer Leitlinie eine PPI-Empfehlung ausgesprochen.

Es wurde insgesamt bei 176 Patienten ein *Overuse* von PPI festgestellt.

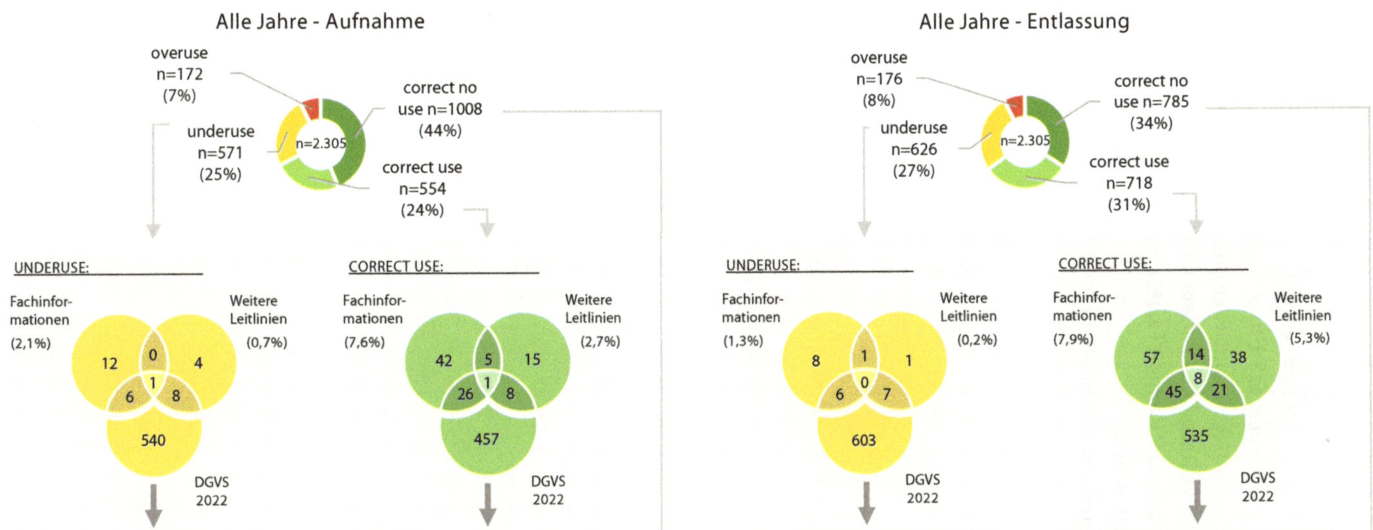

Alle Jahre - Aufnahme, UNDERUSE:

PPI-Empfehlung:	n	%
SOLL	124	21,7%
SOLLTE	416	72,9%
GESAMT	540	94,6%

Alle Jahre - Aufnahme, CORRECT USE:

PPI-Empfehlung:	n	%
SOLL	134	24,2%
SOLLTE	316	57,0%
KANN	7	1,3%
GESAMT	457	82,5%

CORRECT NO USE: 1.008, davon KANN: 8 (0,8%)

Alle Jahre - Entlassung, UNDERUSE:

PPI-Empfehlung:	n	%
SOLL	228	36,4%
SOLLTE	375	59,9%
GESAMT	603	96,3%

Alle Jahre - Entlassung, CORRECT USE:

PPI-Empfehlung:	n	%
SOLL	190	26,5%
SOLLTE	324	45,1%
KANN	21	2,9%
GESAMT	535	74,5%

CORRECT NO USE: 785, davon KANN: 5 (0,6%)

Abbildung 15: Auswertung der Daten bei Aufnahme und Entlassung aus allen analysierten Jahren gemäß Fachinformationen, weiterer Leitlinien und S2k-Leitlinie der DGVS 2022

4.4 Vergleich der Ergebnisse über die ausgewählten Jahrgänge und zwischen Aufnahme und Entlassung

In diesem Abschnitt werden die Ergebnisse in den analysierten Jahrgänge 2018, 2020 und 2022 verglichen – zwischen den Jahren und zwischen Aufnahme und Entlassung im jeweiligem Jahr.

Analyse inklusive DGVS 2016 (Abbildung 16): Hierbei wurden die Analyseergebnisse unter Berücksichtigung von Fachinformationen, weiteren deutschen und internationalen Leitlinien sowie der S2k-Leitlinie „*H. pylori* und gastroduodenale Ulkuskrankheit“ der DGVS von 2016 betrachtet.

Die meisten Patienten (59%) im Jahr 2018 wurden mit *correct no use* aufgenommen, wobei sich dieser Anteil leicht erhöhte in 2020 (63%) und 2022 (62%). Die Erhöhung des *correct no use* Anteils bei Aufnahme widerspiegelt sich in eine Verringerung der *underuse* (von 8% auf 6%) bzw. *overuse* (von 7% auf 5%) Patienten, da der *correct use* Patientenanteil stabil blieb bei ca. 26%.

Bei den Entlassungen zeigt sich ein nahezu gegenteiliger Verlauf. Während der *correct use* Patientenanteil bei etwa ein Drittel stabil blieb (2018 vs. 2022), sank der Anteil der *correct no use* Patienten von 53% auf 48%. Allerdings widerspiegelte sich diese Veränderung praktisch nur in den *underuse* Patienten, da diese von 9% auf 13% zwischen 2018 und 2022 gestiegen sind, während der *overuse* Anteil bei 5% sich nicht über die Jahre verändert hat. Diese Entwicklung bei den *correct no use* (-) bzw. *underuse* (+) erscheint mit ca. 5 Prozentpunkten erstmals gering, ist aber bei den *underuse* Patienten, auf Grund der geringen Ausgangsbasis, nicht zu vernachlässigen, da sie einen Anstieg von mehr als 41% repräsentiert.

Auch wenn der Anteil von *correct no use* bei Entlassung im Vergleich zu den Aufnahmen nachlässt, ist die Summe der korrekten Fälle (*correct use* + *correct no use*) bei Entlassung im Vergleich zu 2018 zurückgegangen: während ca. 86% der entlassenen Patienten in 2018 richtig behandelt wurden, waren es in 2020 lediglich 83% bzw. in 2022 82% der Patienten. Dieser Effekt ist noch ausgeprägter, wenn er mit der Entwicklung des korrekten Aufnahmeanteils verglichen wird: während im Jahr 2018 ca. 85% der Patienten die richtige PPI-Therapie erhielten, erhöhte sich diese Zahl auf ca. 89% in 2022.

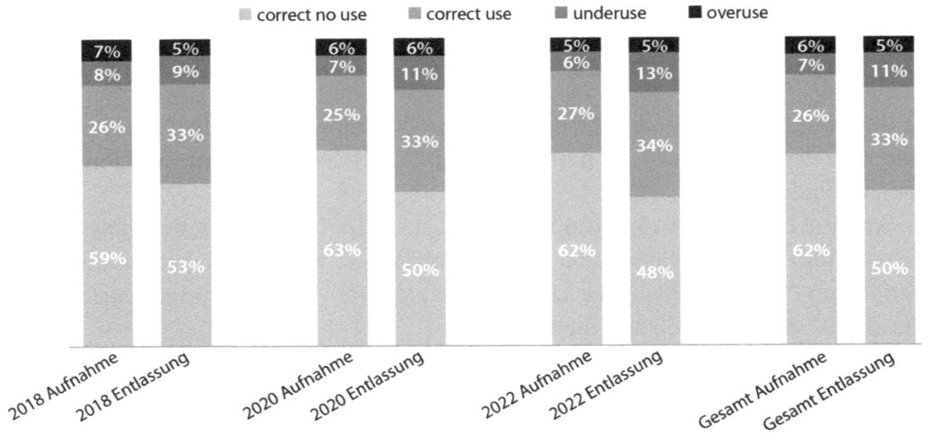

Abbildung 16: Vergleich der Ergebnisse über die Jahre 2018, 2020, 2022 unter Berücksichtigung von Fachinformationen, weitere Leitlinien und Leitlinie der DGVS von 2016

Analyse inklusive DGVS 2022 (Abbildung 17): Unter Berücksichtigung von der DGVS 2022 zeigen sich im Verlauf der Jahre stabil bleibende Anteile von *correct use* und *overuse* sowohl bei Aufnahme als auch bei Entlassung. Jedoch, anders als bei der Betrachtung unter Berücksichtigung von der DGVS 2016, bleibt der *correct no use* Aufnahmeanteil bei 44% stabil und geht bei Entlassung von 38% auf 33% in Prozentpunkten etwas deutlicher zurück. Diese Reduzierung der *correct no use* Patientanzahl beeinflusst v.a. den erhöhten *underuse* Anteil, da die aktualisierte Leitlinie der DGVS von 2022, wie in Kapitel 3.8 erwähnt, insbesondere eine Verschärfung der Untergruppe C.10 von „KANN“ zu „SOLLTE“ mit sich bringt und somit Auswirkungen auf eine große Untergruppe hätte.

Auch hier ist die Entwicklung des *underuse* Anteils nicht zu vernachlässigen, da die Anteilssteigerung von 24% auf 28% (+ 4%P) einen Wachstum von knapp 15% ausmacht.

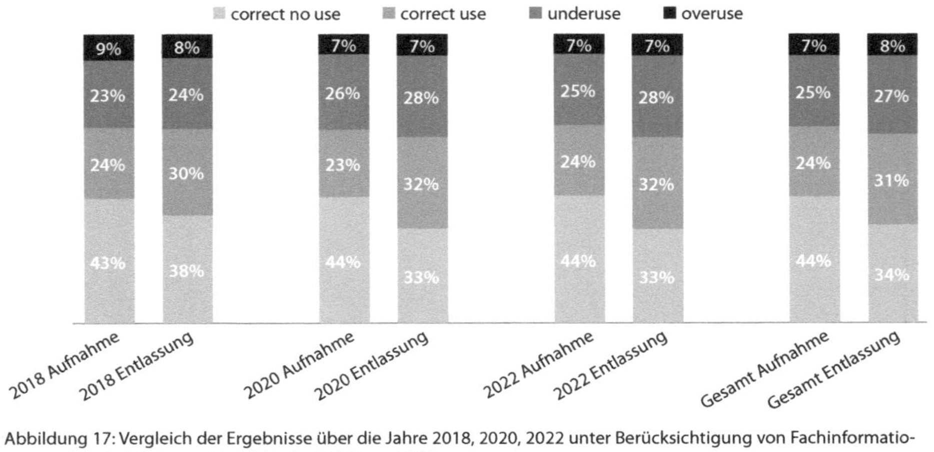

Abbildung 17: Vergleich der Ergebnisse über die Jahre 2018, 2020, 2022 unter Berücksichtigung von Fachinformationen, weitere Leitlinien und Leitlinie der DGVS von 2022

Vergleich der Analyseergebnisse in Absolutzahlen inklusive DGVS 2016 vs. DGVS 2022 (Abbildung 18): Hierbei wurden die Analyseergebnisse in Absolutzahlen für alle Jahre (Gesamt) zwischen Aufnahme und Entlassung gemäß der DGVS-S2k-Leitlinie „H. pylori und gastroduodenale Ulkuskrankheit" von 2016 mit der aktualisierten Version von 2022 verglichen. Dabei wurden in beiden Fällen auch Fachinformationen sowie weitere deutsche und internationale Leitlinien berücksichtigt.

Wenn die Auswertungen unter Einbeziehung der DGVS-Leitlinien von 2016 und 2022 miteinander verglichen werden, lässt sich feststellen, dass die Version von 2022 zu einer höheren Anzahl von Patienten mit mindestens einer indikationsgerechten PPI-Empfehlung (*correct use* + *underuse*) führt.

Bei Aufnahme hat sich die Anzahl der Patienten mit einer PPI-Indikation von 756 Patienten gemäß DGVS 2016 auf 1.125 Patienten gemäß DGVS 2022 erhöht. Währenddessen erhielten gemäß DGVS 2016 bei Entlassung 1.031 Patienten eine PPI-Indikation im Vergleich zu 1.344 Patienten gemäß DGVS 2022.

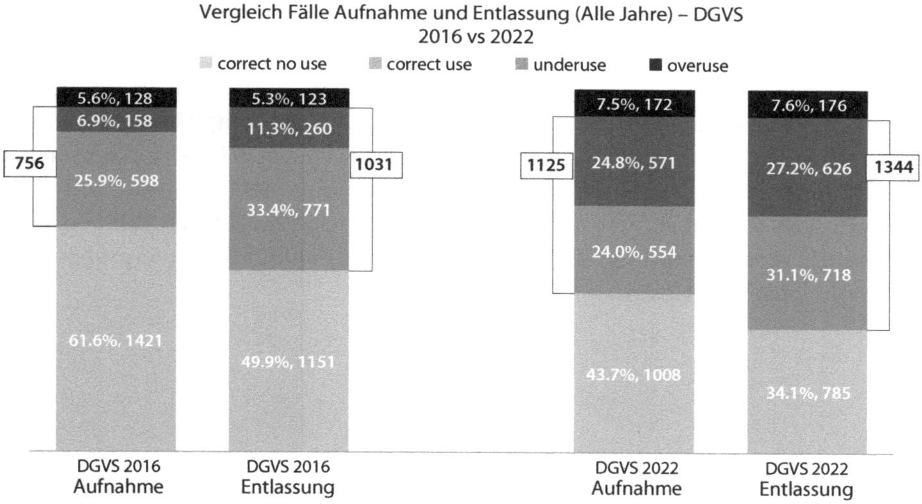

Abbildung 18: Vergleich der Analyseergebnisse in Absolutzahlen über alle Jahre (Gesamt) unter Berücksichtigung von Fachinformationen, weitere Leitlinien und Leitlinie der DGVS von 2016 vs. DGVS 2022

4.5 Verteilung der PPI-Indikation in den Untergruppen

Jeder Patient wurde hinsichtlich leitliniengerechter PPI-Indikationen überprüft und, falls zutreffend, einer oder mehreren der Untergruppen zugeordnet. Die Charakteristika der einzelnen Untergruppen finden sich im Kapitel „Material und Methode".

An dieser Stelle sei nochmals darauf hingewiesen, dass in der gewählten Methodik die Möglichkeit besteht, dass Patienten mehreren Untergruppen zugeordnet werden können. Um die Klassifizierung in *correct (no) use* bzw. *under/overuse* zu ermöglichen, wurde stets die „stärkste" Empfehlung pro Patient (SOLL, SOLLTE, KANN) im Hinblick auf die Leitlinien der DGVS berücksichtigt.

4.5.1 Ergebnisübersicht inklusive Leitlinie der DGVS aus dem Jahr 2016

Hierbei wurden die PPI-Empfehlungen gemäß **Fachinformationen** (Gruppe A), **weiteren Leitlinien** (Gruppe B) und **S2k-Leitlinie „*H. pylori* und gastroduodenale Ulkuskrankheit" der DGVS** aus dem **Jahr 2016** (Gruppe C) bei Aufnahme und Entlassung kontrolliert.

Analyse bei Aufnahme: Von den 2.305 analysierten Patienten erhielten 1.266 Patienten[7] mindestens eine PPI-Empfehlung gemäß den vorliegenden Leitlinien während der Aufnahme. Dies entspricht einem Prozentsatz von **54,9%.**

Das Balkendiagramm (Abbildung 19) zeigt, dass in der untersuchten Population (n=2.305) die Untergruppe C.10 (KANN-Empfehlung: **ASS, sonstiger Thrombozytenaggregationshemmer, NOAK oder VKA + ein Risikofaktor**) zahlenmäßig am größten ist, mit insgesamt 1.186 Patienten, was einem Anteil von 51% der untersuchten Patienten entspricht. An zweiter Stelle steht die Untergruppe C.3 (SOLL-Empfehlung: **Kombination von zwei gerinnungsaktiven Substanzen**) mit 246 Patienten (11%), gefolgt von der Untergruppe C.11 (KANN-Empfehlung: **Monotherapie mit SSRI** oder **SSRI in Kombination mit NSAR**) mit 125 Patienten (5%), der Untergruppe A.1 (**ERD, NERD** oder **eine Langzeittherapie der ERD/NERD**) mit 89 Patienten (4%) und der Untergruppe C.12 (KANN-Empfehlung: **Gastritis**) mit 49 Patienten (2%).

7 Beinhaltet auch KANN-Empfehlungen bei *correct no use* gemäß DGVS 2016.

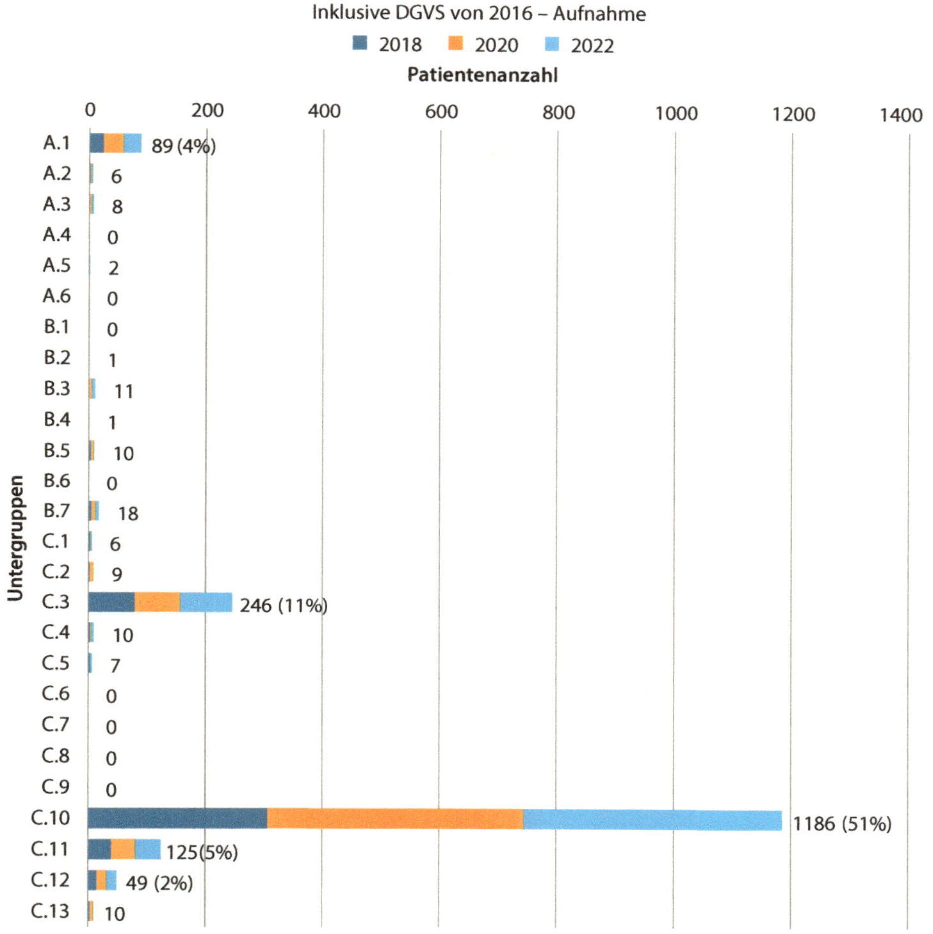

Abbildung 19: Verteilung der PPI-Empfehlung bei Aufnahme – Inklusive DGVS 2016

Analyse bei Entlassung: Zum Zeitpunkt der Entlassung erhielten 1.450 Patienten[8] mindestens eine PPI-Empfehlung, die den vorliegenden Leitlinien entsprach. Der Anteil dieser Patienten an der gesamten untersuchten Population beträgt **62,9%.**

Anhand des Balkendiagramms (Abbildung 20) lässt sich erkennen, dass die Untergruppe C.10 (KANN-Empfehlung: **ASS, sonstiger Thrombozytenaggregationshemmer, NOAK oder VKA + ein Risikofaktor**) mit 1.348 Patienten die größte Anzahl aufweist, was 58% entspricht. Danach folgen die Untergruppen C.3 (SOLL-Empfehlung: **Kombination von zwei gerinnungsaktiven Substanzen**) mit 427 Patienten (19%), C.11 (KANN-Empfehlung: **Monotherapie mit SSRI** oder **SSRI in Kombination mit NSAR**) mit 126

8 Beinhaltet auch KANN-Empfehlungen bei *correct no use* gemäß DGVS 2016.

Patienten (5%), A.1 (**ERD, NERD** oder **eine Langzeittherapie der ERD/NERD**) mit 124 (5%) und die Untergruppe C.12 (KANN-Empfehlung: **Gastritis**) mit 77 Patienten (3%).

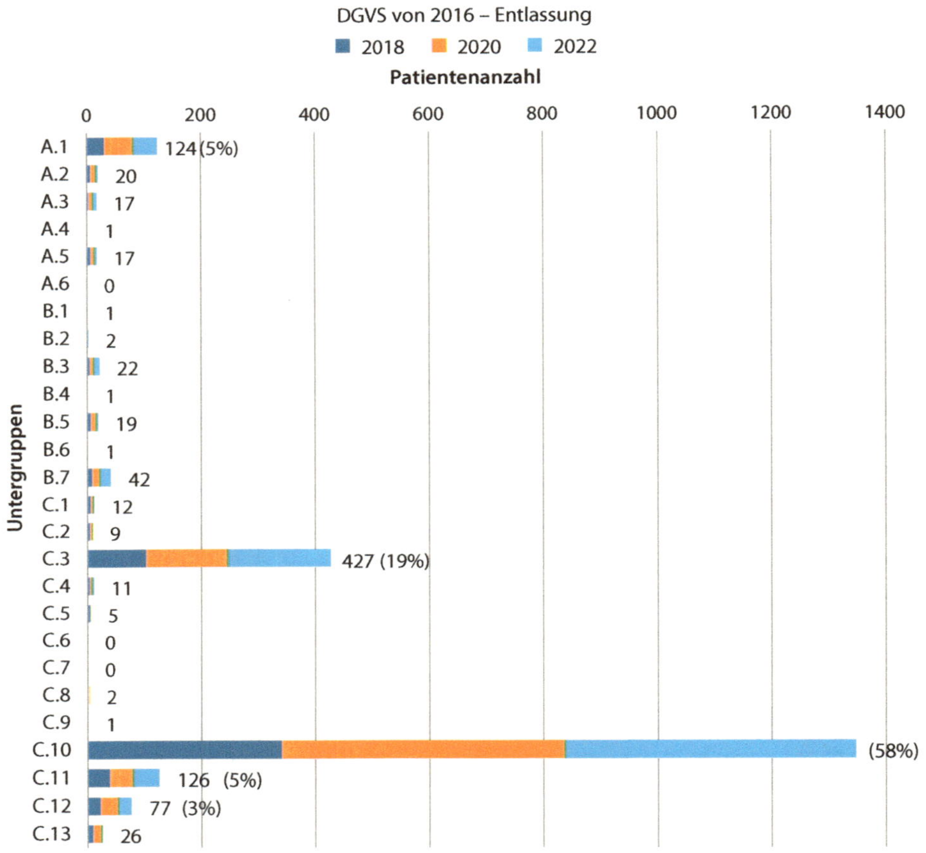

Abbildung 20: Verteilung der PPI-Empfehlung bei Entlassung – Inklusive DGVS 2016

In der Tab. 26 wurden die Ergebnisse der PPI-Empfehlungen in den verschiedenen Untergruppen der Gruppen A, B und C zugeordnet. Zur besseren Übersicht wurde die Patientenanzahl aus den ausgewerteten Jahren 2018, 2020, 2022 und Gesamt bei Aufnahme und Entlassung aufgeteilt.

Tab. 26: Ergebnisübersicht der Gruppen A, B und C hinsichtlich PPI-Empfehlung bei Aufnahme und Entlassung

		DGVS 2016 – Aufnahme Patientenanzahl				DGVS 2016 – Entlassung Patientenanzahl			
Untergruppen	**Beschreibung**	**2018**	**2020**	**2022**	**Gesamt**	**2018**	**2020**	**2022**	**Gesamt**
A.1	ERD, NERD, Langzeittherapie GERD/NERD	24	34	31	89	30	51	43	124
A.2	Ulcus ventriculi	2	2	2	6	6	9	5	20
A.3	Ulcus duodeni	0	4	4	8	2	7	8	17
A.4	NSAR-Ulzera	0	0	0	0	1	0	0	1
A.5	H.p.-Eradikation	1	0	1	2	6	6	5	17
A.6	Zollinger-Ellison-Syndrom	0	0	0	0	0	0	0	0
B.1	Extraösophageale Manifestationen der Refluxkrankheit	0	0	0	0	0	1	0	1
B.2	Sonderformen Sodbrennen, Reflux-Thorax-Schmerzsyndrom	0	1	0	1	0	0	2	2
B.3	Funktionelle Dyspesie	1	4	6	11	4	6	12	22
B.4	Eosinophile Ösophagitis	0	0	1	1	0	0	1	1
B.5	Barrett-Ösophagus	4	4	2	10	6	9	4	19
B.6	Stressulkus-Prophylaxe	0	0	0	0	0	1	0	1
B.7	Akute Ulkusblutung	5	6	7	18	8	13	21	42
C.1	**Soll:** tNSAR + ASS, Thrombozyten-aggregations-hemmer, NOAK oder VKA	3	1	2	6	5	4	3	12
C.2	**Soll:** ASS, Thrombozyten-aggregationshemmer, NOAK und/oder VKA + Ulkusblutung	2	6	1	9	4	4	1	9
C.3	**Soll:** Kombination von zwei gerinnungsaktiven Substanzen	80	77	89	246	103	142	182	427
C.4	**Sollte:** tNSAR + mind. 1 Risikofaktor	3	2	5	10	3	4	4	11
C.5	**Sollte:** Coxib + ASS, Thrombozyten-aggregationshemmer, NOAK oder VKA + mind. 1 Risikofaktor	4	0	3	7	3	1	1	5
C.6	**Sollte:** ASS, Thrombozyten-aggregationshemmer, NOAK oder VKA + Oberer GI-Ulkusblutung	0	0	0	0	0	0	0	0
C.7	**Sollte:** tNSAR + obere I-Ulkusblutung	0	0	0	0	0	0	0	0
C.8	**Sollte:** Glukokortikoide + M. Crohn-assozierte gastroduodenale Ulzera	0	0	0	0	1	1	0	2
C.9	**Sollte:** Idiopathische Ulzera	0	0	0	0	0	1	0	1
C.10	**Kann:** ASS, Thrombozyten-aggregationshemmer, NOAK oder VKA + mind. 1 Risikofaktor	307	437	442	1186	340	497	511	1348
C.11	**Kann:** SSRI als Monotherie oder + NSAR	39	42	44	125	38	41	47	126
C.12	**Kann:** Gastritis	15	16	18	49	22	31	24	77
C.13	**Kann:** Erosionen im Magen und/oder Duodenum	3	6	1	10	9	14	3	26

4.5.2 Ergebnisübersicht inklusive Leitlinie der DGVS aus dem Jahr 2022

Im Rahmen dieser Analyse wurden die PPI-Empfehlungen gemäß **Fachinformationen** (Gruppe A), **weiteren Leitlinien** (Gruppe B) und der aktualisierten **S2k-Leitlinie „*H. pylori* und gastroduodenale Ulkuskrankheit" der DGVS** aus dem **Jahr 2022** (Gruppe D) bei Aufnahme und Entlassung überprüft.

Analyse bei Aufnahme: Während der Aufnahme erhielten von den insgesamt 2.305 analysierten Patienten 1.062[9] mindestens eine PPI-Empfehlung entsprechend den vorliegenden Leitlinien. Dies entspricht einem Prozentsatz von **46,1%.**

Das Balkendiagramm (Abbildung 21) illustriert die Ergebnisse der Auswertung hinsichtlich der PPI-Empfehlungen in verschiedenen Untergruppen. Die Untergruppe D.6 (SOLLTE-Empfehlung: **ASS, P2Y12-Inhibitor, DOAK oder VKA + ein Risikofaktor**) weist in der untersuchten Population die größte Zahl an Patienten auf, nämlich 1.023 (44%). An zweiter Stelle steht die Untergruppe D.13 (SOLL-Empfehlung: **Kombination von zwei gerinnungsaktiven Substanzen**) mit 255 Patienten (11%), gefolgt von der Untergruppe A.1 (**ERD, NERD oder eine Langzeittherapie der ERD/NERD**) mit 89 Patienten (4%), der Untergruppe D.16 (KANN-Empfehlung: **Gastritis**) mit 49 Patienten (2%) und der Untergruppe D.10 (**SSRI + Ulkus und/oder eine Ulkuskomplikation in der Vorgeschichte** oder **SSRI + nsNSAR, Coxib oder P2Y12**) mit 33 Patienten.

9 Beinhaltet auch KANN-Empfehlungen bei *correct no use* gemäß DGVS 2022.

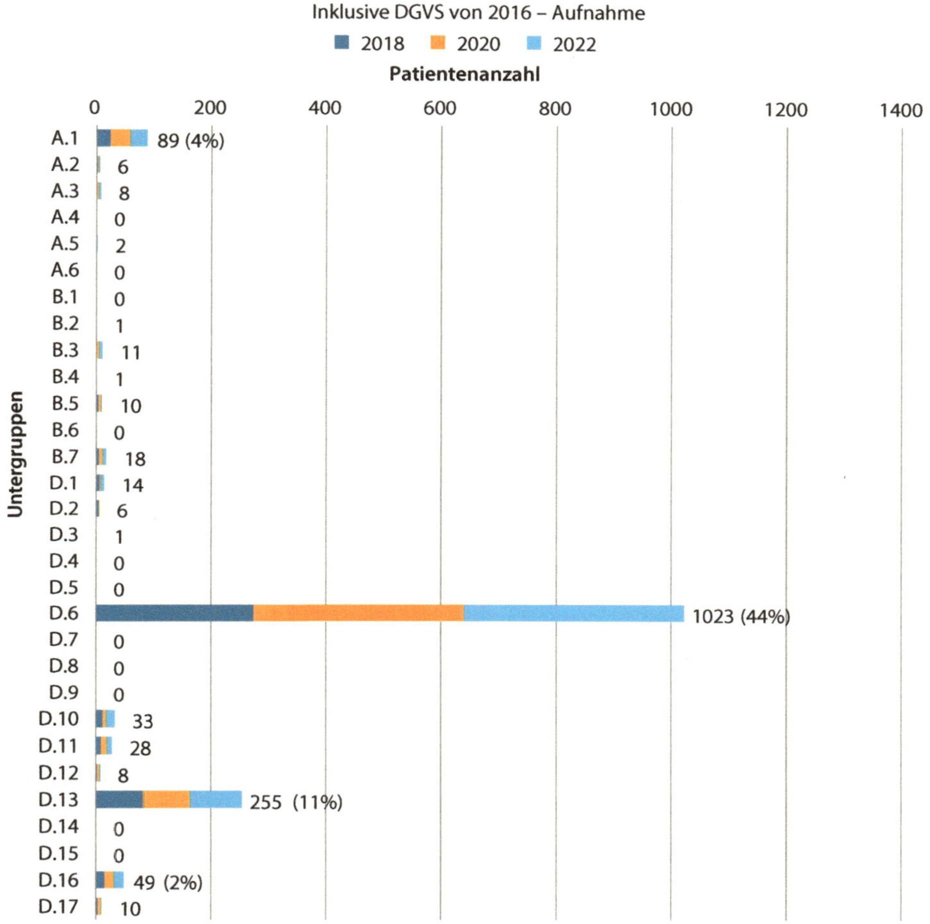

Abbildung 21: Verteilung der PPI-Empfehlung bei Aufnahme – Inklusive DGVS 2022

Analyse bei Entlassung: Unter Berücksichtigung der oben genannten Leitlinien erhielten 1.239 Patienten[10] von den insgesamt 2.305 analysierten Entlassungsbriefen eine PPI-Empfehlung. Dies entspricht einem Prozentsatz von **53,8%.**

Das Balkendiagramm (Abbildung 22) veranschaulicht, dass die meisten Patienten zur Untergruppe D.6 (SOLLTE-Empfehlung: **ASS, P2Y12-Inhibitor, DOAK oder VKA + ein Risikofaktor**) gehören, insgesamt 1.168. Dies entspricht einem Anteil von 51% der analysierten Patienten. Die Untergruppe D.13 (SOLL-Empfehlung: **Kombination von zwei gerinnungsaktiven Substanzen**) belegt den zweiten Platz mit 426 Patienten (18%), gefolgt von der Untergruppe A.1 (**ERD, NERD oder eine Langzeittherapie der ERD/**

10 Beinhaltet auch KANN-Empfehlungen bei *correct no use* gemäß DGVS 2022.

NERD) mit 124 Patienten (5%), der Untergruppe D.16 (KANN-Empfehlung: **Gastritis**) mit 77 Patienten (3%) und der Untergruppe B.7 (**Akute Ulkusblutung**) mit 42 Patienten.

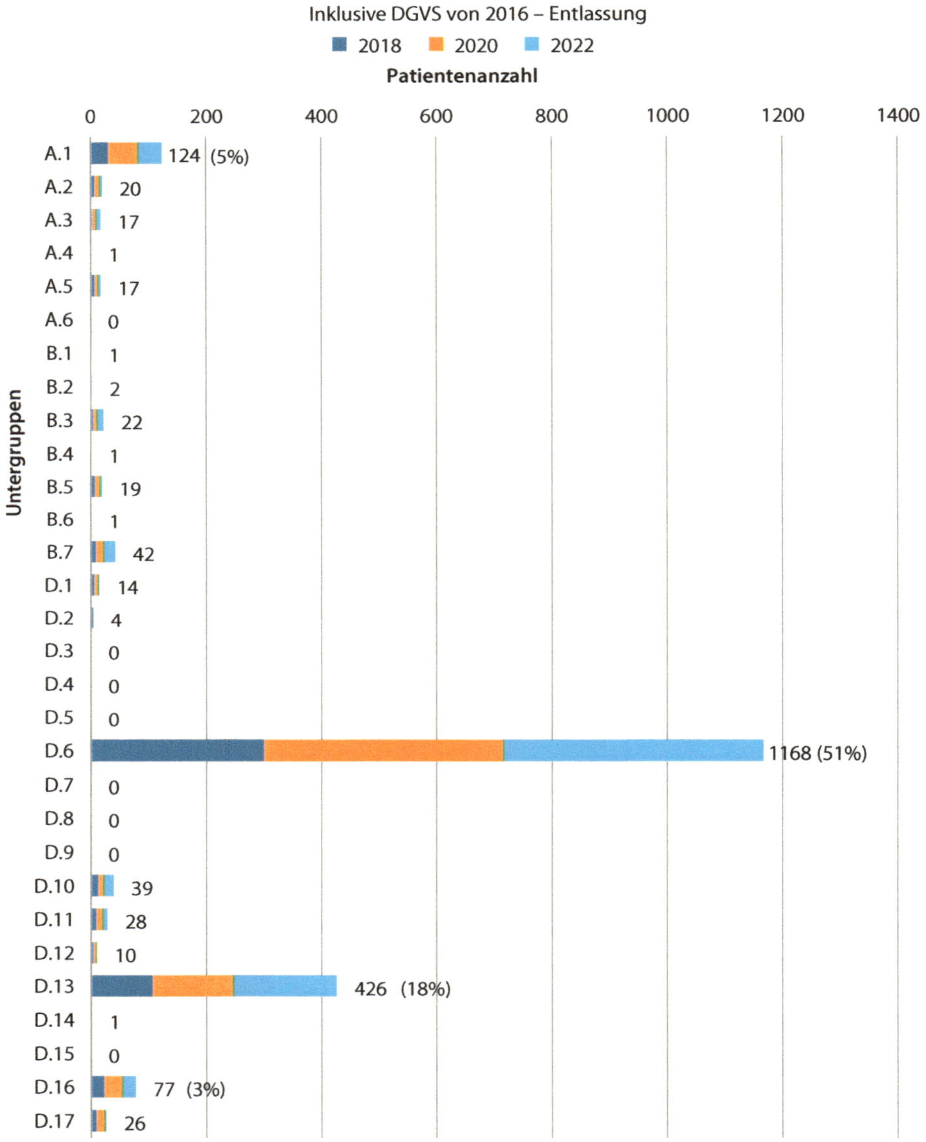

Abbildung 22: Verteilung der PPI-Empfehlung bei Entlassung – Inklusive DGVS 2022

In der untenstehenden Tab. 27 sind die Ergebnisse der PPI-Empfehlungen in den verschiedenen Untergruppen der Gruppen A, B und D aufgeführt. Die Patientenanzahl wurde bei Aufnahme und Entlassung aus den Jahren 2018, 2020, 2022 und Gesamt aufgeschlüsselt.

Tab. 27: Ergebnisübersicht der Gruppen A, B und D hinsichtlich PPI-Empfehlung bei Aufnahme und Entlassung

		DGVS 2022 – Aufnahme Patientenanzahl				DGVS 2022 – Entlassung Patientenanzahl			
Untergruppen	Beschreibung	2018	2020	2022	Gesamt	2018	2020	2022	Gesamt
A.1	ERD, NERD, Langzeittherapie GERD/NERD	24	34	31	89	30	51	43	124
A.2	Ulcus ventriculi	2	2	2	6	6	9	5	20
A.3	Ulcus duodeni	0	4	4	8	2	7	8	17
A.4	NSAR-Ulzera	0	0	0	0	1	0	0	1
A.5	H.p.-Eradikation	1	0	1	2	6	6	5	17
A.6	Zollinger-Ellison-Syndrom	0	0	0	0	0	0	0	0
B.1	Extraösophageale Manifestationen der Refluxkrankheit	0	0	0	0	0	1	0	1
B.2	Sonderformen Sodbrennen, Reflux-Thorax-Schmerzsyndrom	0	1	0	1	0	0	2	2
B.3	Funktionelle Dyspesie	1	4	6	11	4	6	12	22
B.4	Eosinophile Ösophagitis	0	0	1	1	0	0	1	1
B.5	Barrett-Ösophagus	4	4	2	10	6	9	4	19
B.6	Stressulkus-Prophylaxe	0	0	0	0	0	1	0	1
B.7	Akute Ulkusblutung	5	6	7	18	8	13	21	42
D.1	**Soll:** nsNSAR + mind. 1 Risikofaktor	6	2	6	14	5	6	3	14
D.2	**Sollte:** Coxib + mind 1 Risikofaktor	5	1	0	6	4	0	0	4
D.3	**Soll:** Coxib + P2Y12-Inhibitor, ASS, Antikoagulanzien oder SSRI	0	0	1	1	0	0	0	0
D.4	**Sollte:** nsNSAR + gastroduodenale Blutung oder gastroduodenales Ulkus	0	0	0	0	0	0	0	0
D.5	**Soll:** NSAR-Medikation nach einer Ulkuskomplikation	0	0	0	0	0	0	0	0
D.6	**Sollte:** ASS, P2Y12-Inhibitor, DOAK oder VKA + mind.1 Risikofaktor	274	366	383	1023	299	417	452	1168
D.7	**Soll:** Thrombozyten-aggregationshemmer und/oder Antikoagulanzien + Ulkuskomplikation	0	0	0	0	0	0	0	0
D.8	**Kann:** P2Y12-Inhibitor + gastroduodenale Ulkusblutung	0	0	0	0	0	0	0	0
D.9	**Sollte:** Systemische Kortikosteroiden + gastroduodenaler Ulkus oder gastrointestinale Ulkuskomplikation	0	0	0	0	0	0	0	0

		DGVS 2022 – Aufnahme Patientenanzahl				DGVS 2022 – Entlassung Patientenanzahl			
Unter-gruppen	**Beschreibung**	**2018**	**2020**	**2022**	**Gesamt**	**2018**	**2020**	**2022**	**Gesamt**
D.10	**Sollte:** SSRI + Ulkus und/oder Ulkus-komplikation in der Vorgeschichte **oder** Komedikation mit nsNSAR, Coxib oder P2Y12-Inhibitor	12	6	15	33	12	9	18	39
D.11	**Kann:** SSRI + DOAK oder VKA	9	10	9	28	9	10	9	28
D.12	**Sollte:** ASS, P2Y12-Inhibitor, DOAK oder VKA + obere gastroduodenale Ulkusblutung	2	4	2	8	4	4	2	10
D.13	**Soll:** Kombination von 2 gerinnungs-aktiven Substanzen	82	82	91	255	106	140	180	426
D.14	**Sollte:** M.Crohn-assozierte gastro-duodenale Ulzera oder deren Komplikation	0	0	0	0	1	0	0	1
D.15	**Soll:** Idiopathische gastroduo-denale Ulzera	0	0	0	0	0	0	0	0
D.16	**Kann:** Gastritis	15	16	18	49	22	31	24	77
D.17	**Kann:** Erosionen im Magen und/ oder Duodenum	3	6	1	10	9	14	3	26

4.6 Verteilung der PPI-Anwendung in den Untergruppen

Hiermit wird das Ergebnis präsentiert, **wie viele Patienten in den jeweiligen Untergruppen mit einem PPI behandelt wurden.** Unter den insgesamt 2.305 untersuchten Patienten nahmen zum Zeitpunkt der Aufnahme **726 (31,5%)** PPI ein, während bei der Entlassung **894 Patienten** (38,8%) mit einem PPI behandelt wurden.

4.6.1 PPI-Einnahme inklusive Leitlinie der DGVS aus dem Jahr 2016

Analyse bei Aufnahme: Bei der Analyse inklusive Leitlinie der DGVS von 2016 (Abbildung 23) hat sich gezeigt, dass die Untergruppe C.10 (KANN-Empfehlung: **ASS, Thrombozyten-aggregationshemmer, NOAK oder VKA + ein Risikofaktor**) die größte Anzahl an Patienten aufweist, die zum Zeitpunkt der Aufnahme ein PPI eingenommen haben. Von insgesamt 1.186 Patienten in dieser Untergruppe haben **506** ein PPI verwendet. An zweiter Stelle steht die Untergruppe C.3 (SOLL-Empfehlung: **Kombination von zwei gerinnungsaktiven Substanzen**), bei der von 246 Patienten **126** ein PPI eingenommen haben. Die Untergruppe A.1 (**ERD, NERD, Langzeittherapie GERD/NERD**) folgt mit 89 Patienten, von denen **70** mit einem PPI behandelt wurden. In der Untergruppe C.11 (KANN-Empfehlung: **Monotherapie mit SSRI oder in Kombination mit NSAR**) wurden 125 Patienten identifiziert, von denen **56** mit einem PPI behandelt wurden.

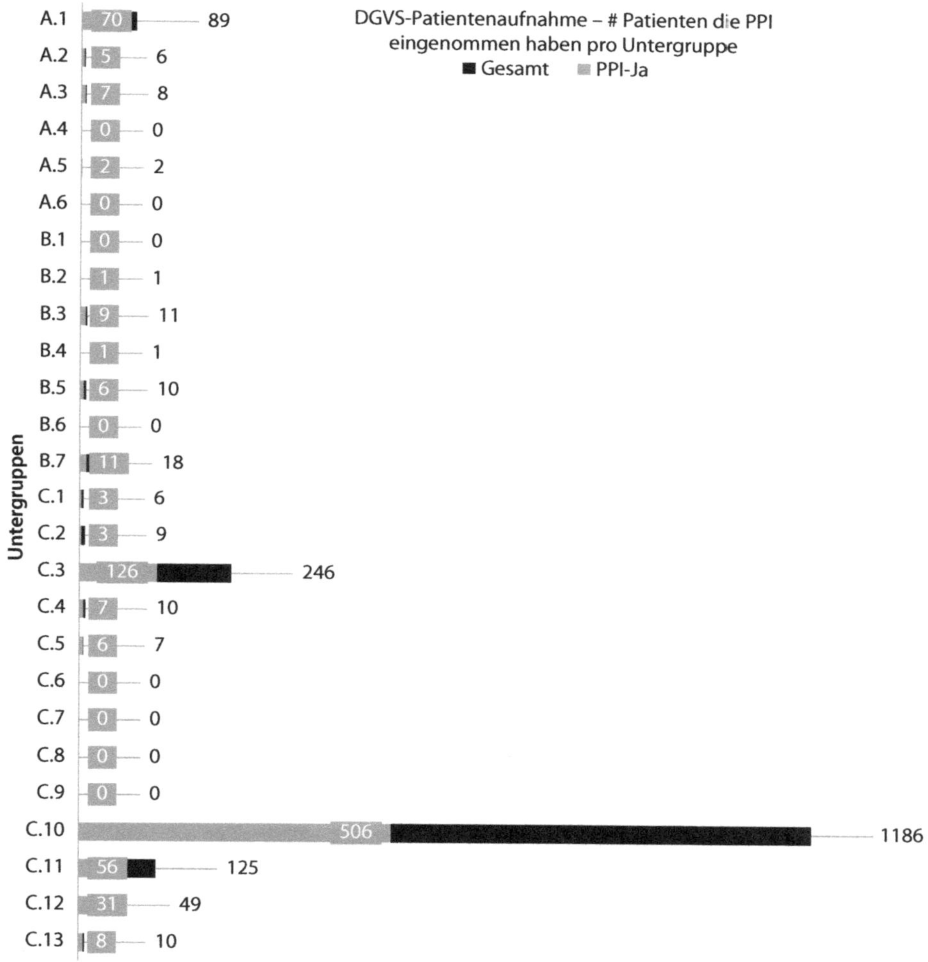

Abbildung 23: PPI-Einnahme bei Aufnahme – Inklusive DGVS 2016

Analyse bei Entlassung: Bei der Entlassung zeigte die Analyse (Abbildung 24) eine vergleichbare Tendenz. Innerhalb der Untergruppe C.10 (KANN-Empfehlung: **ASS, Thrombozytenaggregations-hemmer, NOAK oder VKA + ein Risikofaktor**) war die Anzahl der Patienten, die zum Zeitpunkt der Entlassung ein PPI einnahmen, ebenfalls am höchsten. Von insgesamt 1.348 Patienten in dieser Untergruppe verwendeten **605** ein PPI. Es folgt die Untergruppe C.3 (SOLL-Empfehlung: **Kombination von zwei gerinnungsaktiven Substanzen**), bei der von 427 Patienten **195** ein PPI eingenommen haben. Den dritten Platz nimmt die Untergruppe A.1 (**ERD, NERD, Langzeittherapie GERD/NERD**) ein, wobei von den 124 Patienten **107** mit einem PPI behandelt wurden. Schließlich verzeichnet die Untergruppe C.11 (KANN-Empfehlung: **Monotherapie mit SSRI oder in Kombination mit NSAR**) 126 Patienten, von denen **61** mit einem PPI behandelt wurden.

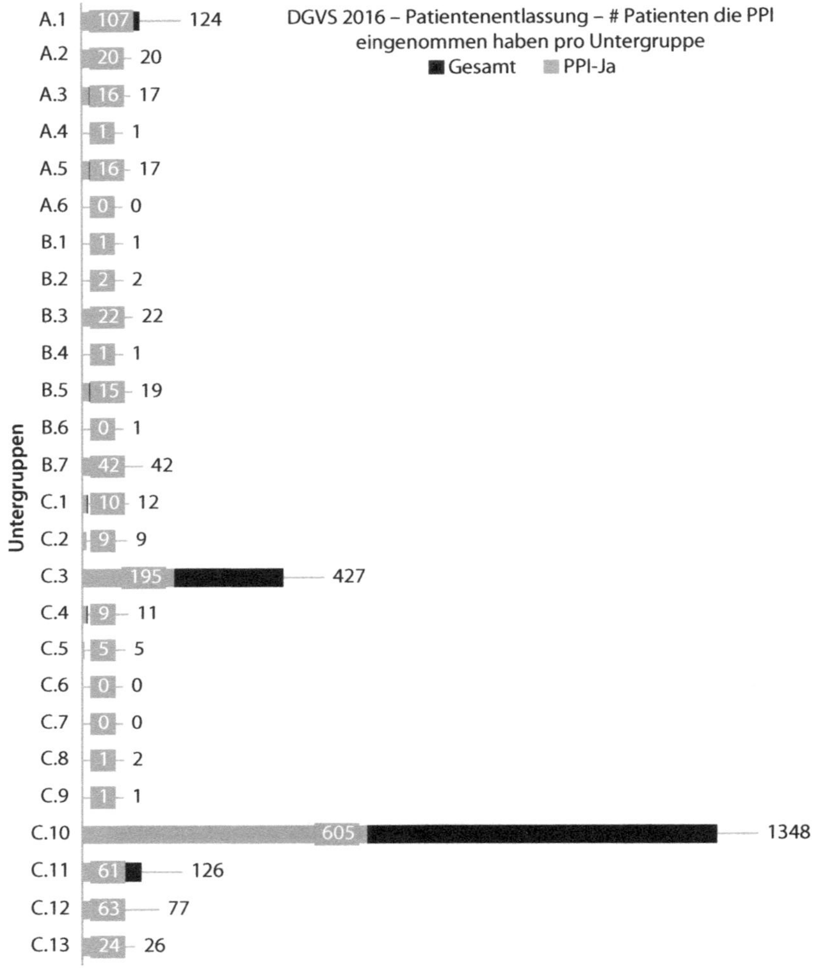

Abbildung 24: PPI-Einnahme bei Entlassung – Inklusive DGVS 2016

4.6.2 PPI-Einnahme inklusive Leitlinie der DGVS aus dem Jahr 2022

Analyse bei Aufnahme: Bei der Auswertung unter Berücksichtigung der Leitlinie der DGVS von 2022 (Abbildung 25) wurde festgestellt, dass die Untergruppe D.6 (SOLLTE-Empfehlung: **ASS, P2Y12-Inhibitor, DOAK oder VKA + ein Risikofaktor**) die höchste Anzahl von Patienten aufweist, die bei Aufnahme ein PPI einnahmen. Von insgesamt 1.023 Patienten in dieser Untergruppe verwendeten **474** ein PPI. Auf dem zweiten Platz liegt die Untergruppe D.13 (SOLL-Empfehlung: **Kombination von zwei gerinnungsaktiven Substanzen**), bei der von 255 Patienten **132** ein PPI einnahmen. Die Untergruppe

A.1 (**ERD, NERD, Langzeittherapie GERD/NERD**) folgt mit 89 Patienten, von denen **70** mit einem PPI behandelt wurden. In der Untergruppe D.16 (KANN-Empfehlung: **Gastritis**) nahmen **31** von 49 Patienten ein PPI ein.

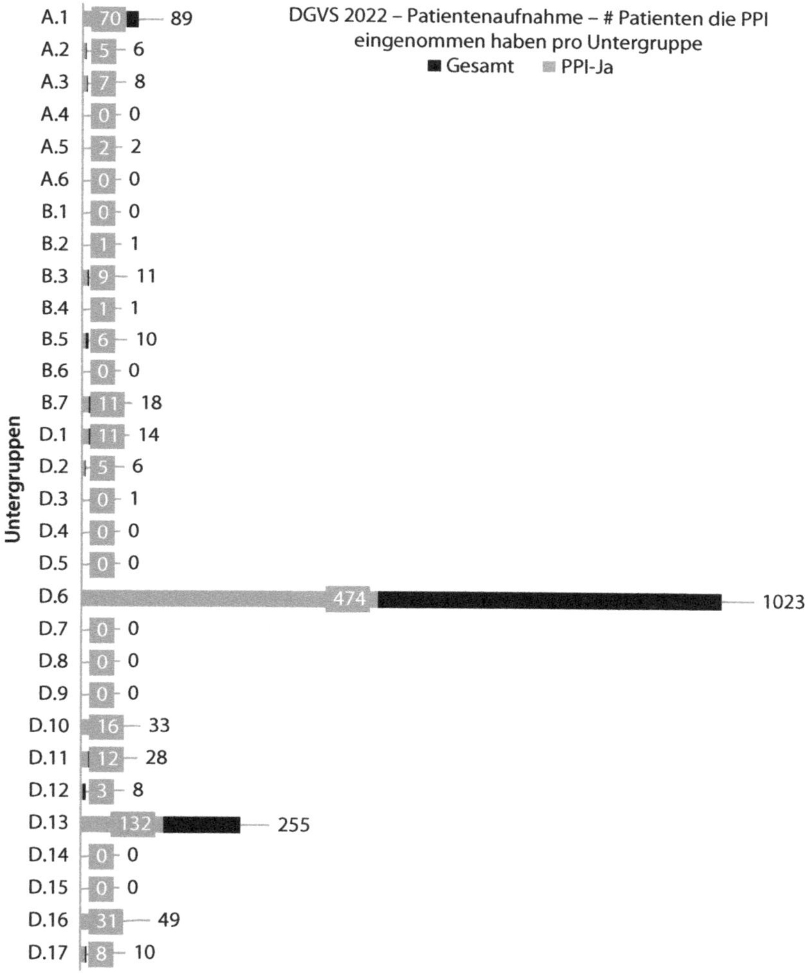

Abbildung 25: PPI-Einnahme bei Aufnahme – Inklusive DGVS 2022

Analyse bei Entlassung: Die Analyse bei der Entlassung (Abbildung 26), unter Berücksichtigung der Leitlinie der DGVS von 2022, ergab, dass in der Untergruppe D.6 (SOLLTE-Empfehlung: **ASS, P2Y12-Inhibitor, DOAK oder VKA + ein Risikofaktor**) die höchste Anzahl an Patienten verzeichnet wurde, die ein PPI einnahmen. Von den insgesamt 1.168 Patienten setzten **560** ein PPI ein. In der darauf folgenden Untergruppe D.13 (SOLL-Empfehlung: **Kombination von zwei gerinnungsaktiven Substanzen**) nahmen von 426 Patienten **199** ein PPI ein. Die Untergruppe A1 (**ERD, NERD, Langzeittherapie GERD/NERD**) beinhaltete 124 Patienten, wovon **107** mit einem PPI behandelt wurden. Schließlich wurde in der Untergruppe D.16 (KANN-Empfehlung: **Gastritis**) bei **63** von 77 Patienten die Anwendung eines PPIs festgestellt.

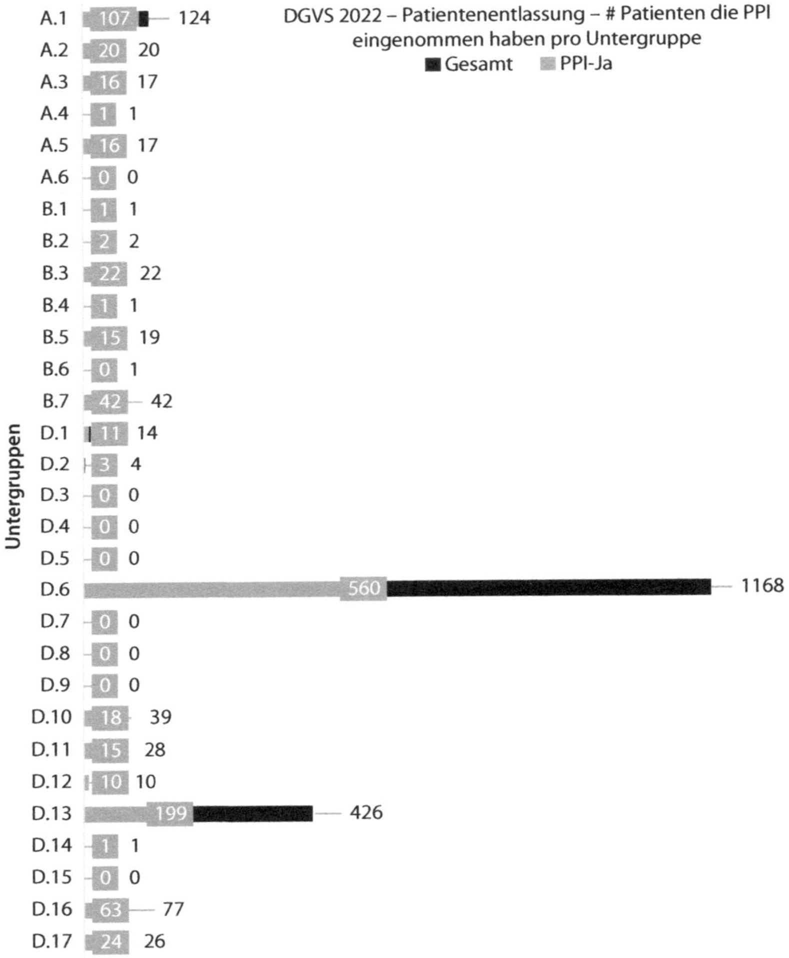

Abbildung 26: PPI-Einnahme bei Entlassung – Inklusive DGVS 2022

4.6.3 Anzahl der Patienten in den Untergruppen mit korrekter PPI-Behandlung

Hierbei werden die Anzahl der Patienten und ihre prozentuale Verteilung in den entsprechenden Untergruppen erfasst, die korrekt mit einer PPI-Therapie (*correct use*) behandelt wurden. Die verbleibenden Patienten, die keine PPI-Behandlung erhielten, gelten dementsprechend als *underuse*.

Anmerkung: In den KANN-Untergruppen ist eine Unterscheidung zwischen *correct use* und *underuse* nicht möglich, da sowohl die Verabreichung als auch die Nichtverabreichung einer PPI-Therapie als angemessen betrachtet wird. Daher sind alle Patienten (100%), die einer der KANN-Untergruppen zugeordnet sind und eine PPI-Therapie erhalten haben, als *correct use* zu betrachten. Diese KANN-Untergruppen wurden bereits zuvor erläutert (siehe Kapitel 4.6.1 und 4.6.2) und werden in diesem Abschnitt nur kurz erwähnt.

Analyse inklusive DGVS 2016: Bei der Auswertung unter Berücksichtigung der Leitlinie der DGVS von 2016 zeigt sich, dass nach der Untergruppe C.10 (KANN-Empfehlung: **ASS, Thrombozytenaggregationshemmer, NOAK oder VKA + ein Risikofaktor**) die Untergruppe C.3 (SOLL-Empfehlung: **Kombination von zwei gerinnungsaktiven Substanzen**) die größte Anzahl an Patienten aufwies, nämlich 246 Patienten bei Aufnahme. Von diesen erhielten **126 Patienten (51%)** eine angemessene PPI-Therapie (*correct use*), während **120 Patienten (49%)** keine erhielten (*underuse*). Bei Entlassung wurden insgesamt 427 Patienten in dieser Untergruppe erfasst. Von diesen bekamen **195 Patienten (46%)** eine angemessene PPI-Therapie, während **232 Patienten (54%)** keine erhielten.

Im Anschluss folgt die Untergruppe C.11 (KANN-Empfehlung: **Monotherapie mit SSRI oder in Kombination mit NSAR**), gefolgt von der Untergruppe A.1 (**ERD, NERD und Langzeittherapie GERD/NERD**). In der Untergruppe A.1 (**ERD, NERD und Langzeittherapie GERD/NERD**) wurden bei Aufnahme 70 von 89 Patienten (79%) mit einer PPI-Therapie behandelt, während **19 Patienten (21%)** keine erhielten. Bei Entlassung erhielten 107 von 124 Patienten (86%) eine PPI-Therapie, während **17 Patienten (14%)** ohne PPI-Therapie entlassen wurden.

Auf weitere Zahlen zu den übrigen Untergruppen wird auf Tab. 28 verwiesen.

Tab. 28: Anzahl und prozentuale Verteilung der Patienten in den jeweiligen Untergruppen mit korrekter *(correct use)* und unzureichender PPI-Therapie *(underuse)* inklusive DGVS 2016

Untergruppe	Aufnahme				Entlassung			
	Correct Use		Underuse		Correct Use		Underuse	
	n	%	n	%	n	%	n	%
A.1	**70**	**79%**	**19**	**21%**	**107**	**86%**	**17**	**14%**
A.2	5	83%	1	17%	20	100%		
A.3	7	88%	1	13%	16	94%	1	6%
A.4					1	100%		
A.5	2	100%			16	94%	1	6%
A.6								
B.1					1	100%		
B.2	1	100%			2	100%		

Untergruppe	Aufnahme				Entlassung			
	Correct Use		Underuse		Correct Use		Underuse	
	n	%	n	%	n	%	n	%
B.3	9	82%	2	18%	22	100%		
B.4	1	100%			1	100%		
B.5	6	60%	4	40%	15	79%	4	21%
B.6							1	100%
B.7	11	61%	7	39%	42	100%		
C.1 (soll)	3	50%	3	50%	10	83%	2	17%
C.2 (soll)	3	33%	6	67%	9	100%		
C.3 (soll)	**126**	**51%**	**120**	**49%**	**195**	**46%**	**232**	**54%**
C.4 (sollte)	7	70%	3	30%	9	82%	2	18%
C.5 (sollte)	6	86%	1	14%	5	100%		
C.6 (sollte)								
C.7 (sollte)								
C.8 (sollte)					1	50%	1	50%
C.9 (sollte)					1	100%		
C.10 (kann)*	**1.186**	**100%**			**1.348**	**100%**		
C.11 (kann)*	**125**	**100%**			**126**	**100%**		
C.12 (kann)*	49	100%			77	100%		
C.13 (kann)*	10	100%			26	100%		

* Eine Unterscheidung in *correct use* bzw. *underuse* ist bei den KANN-Untegruppen nicht möglich, da sowohl eine PPI-Gabe als Nicht-Gabe als korrekt betrachtet wurde.

Analyse inklusive DGVS 2022: Die Analyse unter Berücksichtigung der Leitlinie der DGVS von 2022 ergab, dass die Untergruppe D.6 (SOLLTE-Empfehlung: **ASS, P2Y12-Inhibitor, DOAK oder VKA + ein Risikofaktor**) die höchste Anzahl von Patienten aufweist, die ein PPI einnahmen. Von den insgesamt 1.023 Patienten in dieser Untergruppe verwendeten bei Aufnahme **474 (46%)** ein PPI (*correct use*), während **549 Patienten (54%)** keines verwendeten (*underuse*). Bei Entlassung wurden insgesamt 1.168 Patienten in dieser Untergruppe erfasst. Von diesen erhielten **560 Patienten (48%)** eine angemessene PPI-Therapie, während **608 Patienten (52%)** keine erhielten.

Als nächstes folgt die Untergruppe D.13 (SOLL-Empfehlung: **Kombination von zwei gerinnungsaktiven Substanzen**), bei der von 255 Patienten **132 (52%)** bei Aufnahme ein PPI einnahmen, während **123 Patienten (48%)** kein PPI einnahmen. Bei Entlassung erhielten **199** von 426 Patienten (47%) eine PPI-Therapie, während **227 Patienten (53%)** ohne PPI-Therapie entlassen wurden.

Im Anschluss folgt die Untergruppe A.1 (**ERD, NERD, Langzeittherapie GERD/NERD**) mit 89 Patienten, von denen **70 (79%)** bei Aufnahme mit einem PPI behandelt wurden, während **19 Patienten (21%)** keines erhielten. Bei Entlassung wurden 124 Patienten dieser Untergruppe zugeordnet, davon **107 (86%)** eine PPI-Therapie erhielten, während **17 Patienten (14%)** keine erhielten. Schließlich folgt die Untergruppe D.16 (KANN-Empfehlung: **Gastritis**).

Weitere Zahlen zu den restlichen Untergruppen finden sich in Tab. 29.

Tab. 29: Anzahl und prozentuale Verteilung der Patienten in den jeweiligen Untergruppen mit korrekter *(correct use)* und unzureichender PPI-Therapie *(underuse)* inklusive DGVS 2022

Untergruppe	Aufnahme				Entlassung			
	Correct Use		Underuse		Correct Use		Underuse	
	n	%	n	%	n	%	n	%
A.1	**70**	**79%**	**19**	**21%**	**107**	**86%**	**17**	**14%**
A.2	5	83%	1	17%	20	100%		
A.3	7	88%	1	13%	16	94%	1	6%
A.4					1	100%		
A.5	2	100%			16	94%	1	6%
A.6								
B.1					1	100%		
B.2	1	100%			2	100%		
B.3	9	82%	2	18%	22	100%		
B.4	1	100%			1	100%		
B.5	6	60%	4	40%	15	79%	4	21%
B.6							1	100%
B.7	11	61%	7	39%	42	100%		
D.1 (soll)	11	79%	3	21%	11	79%	3	21%
D.2 (sollte)	5	83%	1	17%	3	75%	1	25%
D.3 (soll)			1	100%				
D.4 (sollte)								
D.5 (soll)								
D.6 (sollte)	**474**	**46%**	**549**	**54%**	**560**	**48%**	**608**	**52%**
D.7 (soll)								
D.8 (kann)*								
D.9 (sollte)								
D.10 (sollte)	16	48%	17	52%	18	46%	21	54%
D.11 (kann)*	28	100%			28	100%		
D.12 (sollte)	3	38%	5	63%	10	100%		
D.13 (soll)	**132**	**52%**	**123**	**48%**	**199**	**47%**	**227**	**53%**
D.14 (sollte)					1	100%		
D.15 (soll)								
D.16 (kann)*	**49**	**100%**			**77**	**100%**		
D.17 (kann)*	10	100%			26	100%		

* Eine Unterscheidung in *correct use* bzw. *underuse* ist bei den KANN-Untegruppen nicht möglich, da sowohl eine PPI-Gabe als Nicht-Gabe als korrekt betrachtet wird

4.7 Auswertung der Risikofaktoren einer gastroduodenalen Ulkusblutung

Sowohl in der Leitlinie der DGVS aus dem Jahr 2016 als auch in der von 2022 wurden die Risikofaktoren für eine gastroduodenale Ulkusblutung festgelegt. Wenn bei den analysierten Patienten mindestens einer dieser Risikofaktoren vorlag, wurde dies dokumentiert und in die Analyse einbezogen.

4.7.1 Auswertung der Risikofaktoren gemäß Leitlinie der DGVS 2016

Das Vorhandensein von mindestens einem Risikofaktor war eine der Voraussetzungen, um den Kriterien der Untergruppen C.4, C.5 und C.10 zu genügen.

Die Risikofaktoren einer gastroduodenalen Ulkusblutung wurden in der S2k-Leitlinie „*H. pylori* und gastroduodenale Ulkuskrankheit" der DGVS aus dem Jahr 2016 wie folgt festgelegt: **Höheres Lebensalter** (≥ 65 Jahre), **Ulkusanamnese**, **Helicobacter pylori-Infektion**, ein **schwerer Verlauf einer Allgemeinerkrankung** (siehe Kapitel 3.7.2.1), eine **Komedikation mit Glukokortikoiden**, eine **Komedikation mit gerinnungsaktiven Medikamenten** (siehe Kapitel 3.7.2.2) und eine **Komedikation mit selektiven Serotonin Reuptake Inhibitoren** (SSRI).

Analyse bei Aufnahme: Bei der Analyse stellte sich heraus, dass bei Aufnahme der häufigste Risikofaktor bei **1.089** Patienten ein **höheres Lebensalter** (≥ 65 Jahre) war. An zweiter Stelle folgte ein **schwerer Verlauf einer Allgemeinerkrankung** bei **879** Patienten, gefolgt **von Komedikation mit gerinnungsaktiven Medikamenten** bei **246** Patienten.

Analyse bei Entlassung: Gleiches wurde bei der Entlassung beobachtet, wobei das **höhere Lebensalter** (≥ 65 Jahre) mit **1.200** Patienten an erster Stelle stand. Ein **schwerer Verlauf einer Allgemeinerkrankung** folgte mit **967** Patienten und die **Komedikation mit gerinnungsaktiven Medikamenten** mit **421** Patienten.
Die untenstehende Tab. 30 zeigt die Auswertung aller Risikofaktoren aus den verschiedenen untersuchten Jahren gemäß Leitlinie der DGVS aus dem Jahr 2016.

Tab. 30: Auswertung der Risikofaktoren der Leitlinie der DGVS aus dem Jahr 2016

	Aufnahme				Entlassung			
Risikofaktoren der DGVS 2016:	**2018**	**2020**	**2022**	**Gesamt**	**2018**	**2020**	**2022**	**Gesamt**
≥65J	284	406	399	**1.089**	309	450	441	**1.200**
Ulkus in der Vorgeschichte	15	23	16	54	15	25	15	55
H.p.-Infektion	1	0	1	2	3	0	1	4
Schwere Allgemeinerkrankung	238	311	330	**879**	260	341	366	**967**
Komedikation mit Glukokortikoiden	40	32	28	100	49	50	46	145
Komedikation mit gerinnungsaktiven Medikamenten	81	76	89	**246**	102	137	182	**421**
Komedikation mit SSRI	23	23	25	71	22	24	27	73

4.7.2 Auswertung der Risikofaktoren gemäß Leitlinie der DGVS 2022

Um den Anforderungen der Untergruppen D.1, D.2 und D.6 zu entsprechen, musste mindestens ein Risikofaktor gemäß Leitlinie der DGVS von 2022 vorliegen.

Die aktualisierte S2k-Leitlinie „*H. pylori* und gastroduodenale Ulkuskrankheit" aus dem Jahr 2022 definiert die Risikofaktoren für das Auftreten von unkomplizierten gastroduodenalen Ulzera und/oder Ulkus-Komplikationen wie folgt: **Höheres Lebensalter** (>60 Jahre), eine **Ulkus-Anamnese, Vorliegen von Ulkusursachen** (siehe Tab. 11), **Einnahme von gerinnungsaktiven Substanzen** (siehe Kapitel 3.8.2.1), **schwere Begleiterkrankungen** (siehe Kapitel 3.7.2.1), sowie **Steroiden als Komedikation zu NSAR.**

Anmerkung: Ein Alter > 60 Jahre wurde als Risikofaktor sowohl für die Entstehung von gastroduodenalen Ulzera als auch von Ulkuskomplikationen betrachtet, stellte jedoch **allein keine Indikation** für eine PPI-Prophylaxe dar (Fischbach et al., 2022).

Analyse bei Aufnahme: Diese Auswertung ergab, dass bei **967** Patienten der häufigste Risikofaktor bei Aufnahme ein **höheres Lebensalter** (> 60 Jahre) war. An zweiter Stelle stand eine **schwere Allgemeinerkrankung** bei **885** Patienten, gefolgt vom **Vorliegen von Ulkusursachen** bei **287** Patienten und **Einnahme von gerinnungsaktiven Substanzen** bei **253** Patienten.

Analyse bei Entlassung: Bei Entlassung zeigte sich eine ähnliche Tendenz. Der häufigste Risikofaktor war das **höhere Lebensalter** (> 60 Jahre) bei **1.086** Patienten, gefolgt von **schwerer Allgemeinerkrankung** bei **972** Patienten, der **Einnahme von gerinnungsaktiven Substanzen** bei **429** Patienten und der **Komedikation mit gerinnungsaktiven Medikamenten** bei **335** Patienten.

Die nachfolgende Tab. 31 präsentiert das Ergebnis aller Risikofaktoren aus den verschiedenen untersuchten Jahren gemäß Leitlinie der DGVS von 2022.

Tab. 31: Auswertung der Risikofaktoren der Leitlinie der DGVS aus dem Jahr 2022

	Aufnahme				Entlassung			
Risikofaktoren der DGVS 2022:	**2018**	**2020**	**2022**	**Gesamt**	**2018**	**2020**	**2022**	**Gesamt**
> 60J	260	347	360	**967**	278	390	418	**1.086**
Ulkus in der Vorgeschichte	15	21	14	50	15	23	14	52
Vorliegen von Ulkusursachen	70	119	98	**287**	83	122	130	**335**
Einnahme von gerinnungsaktiven Substanzen	85	79	89	**253**	107	142	180	**429**
Schwere Allgemeinerkrankung	241	310	334	**885**	263	340	369	**972**
Steroiden als Komedikation zu NSAR	0	2	0	2	0	2	0	2

4.7.3 Auswertung der Risikofaktoren der Untergruppen C10 und D6

Die Untergruppen C.10 (aus DGVS 2016) und D.6 (aus DGVS 2022) wiesen die höchste Anzahl von Patienten auf, bei denen eine indikationsgerechte PPI-Empfehlung besteht. In der Untergruppe C.10 handelt es sich um eine KANN-Empfehlung, bei der die Patienten sowohl **ASS, Thrombozytenaggregationshemmer, NOAK oder VKA einnehmen** als auch **gleichzeitig mindestens einen Risikofaktor** gemäß Leitlinie der DGVS 2016 aufweisen. Die Untergruppe D.6 betrifft eine SOLLTE-Empfehlung, bei der die Patienten eine **Monotherapie mit ASS, P2Y12-Inhibitor, DOAK oder VKA** erhalten haben und gleichzeitig **mindestens einen Risikofaktor** gemäß Leitlinie der DGVS 2022 vorliegt.

In diesem Zusammenhang ist es von Interesse zu erfahren, inwiefern das **Alter als Risikofaktor** das Ergebnis beeinflusst. Aus diesem Grund wurde die Untergruppen C.10 und D.6 eingehender analysiert, wobei die verschiedenen Kombinationen von Alter und Risikofaktoren wie unten aufgeführt aufgeschlüsselt wurden:

1. Nur das Alter, ohne weitere Risikofaktoren
2. Kein Alter als Risikofaktor, aber andere Risikofaktoren sind vorhanden
3. Kombination aus Alter und mindestens einem weiteren Risikofaktor

Folgende Tab.n verdeutlichen die Kombinationen von Lebensalter und weitere Risikofaktoren, die bei den Patienten in den Untergruppen C.10 und D.6 vorhanden waren. Darüber hinaus ist in der rechten Spalte der Tab. ersichtlich, wie viele Patienten jeweils 1, 2, 3, 4 oder 5 Risikofaktoren aufwiesen.

Untergruppe C.10 (DGVS 2016): Hierbei gilt ein **Lebensalter von ≥ 65 Jahren** als ein Risikofaktor.

Analyse bei Aufnahme (siehe Tab. 32): Von den insgesamt 1.186 eingeordneten Patienten in der Untergruppe C.10 hatten 191 Patienten (**16%**) ausschließlich ein Lebensalter von ≥ 65 Jahren als Risikofaktor. Bei 105 Patienten (**9%**) lag ein Alter unter 65 Jahren vor, jedoch mit anderen Risikofaktoren. Die Mehrheit der Patienten (890, **75%**) war ≥ 65 Jahre alt und wies einen oder mehrere Risikofaktoren auf.

Tab. 32: Kombination von Lebensalter und weitere Risikofaktoren bei Aufnahme – C.10

DGVS 2016 – Aufnahme (Untergruppe C.10)			Anzahl Patienten mit # Risikofaktoren				
	n	%	1	2	3	4	5
Alter ohne weitere Risikofaktoren	191	**16%**	191				
Kein Alter, aber andere Risikofaktoren	105	**9%**	69	32	3	1	0
Alter plus andere Risikofaktoren	890	**75%**		613	249	25	3
Gesamt	**1.186**	100%	260	645	252	26	3

Analyse bei Entlassung (siehe Tab. 33): Bei der Entlassung wurden insgesamt **1.348** Patienten in der Untergruppe C.10 kategorisiert. Darunter waren 201 Patienten (**15%**), die ≥ 65 Jahre alt waren und keinen weiteren Risikofaktor hatten. 153 Patienten (**11%**) waren jünger als 65 Jahre, wiesen jedoch andere Risikofaktoren auf. Die überwiegende Anzahl der Patienten (994, **74%**) war im Alter von ≥ 65 Jahren und wies dabei einen oder mehrere Risikofaktoren auf.

Tab. 33: Kombination von Lebensalter und weitere Risikofaktoren bei Entlassung – C.10

DGVS 2016 – Entlassung (Untergruppe C.10)			Anzahl Patienten mit # Risikofaktoren				
	n	%	1	2	3	4	5
Alter ohne weitere Risikofaktoren	201	**15%**	201				
Kein Alter, aber andere Risikofaktoren	153	**11%**	94	51	7	1	0
Alter plus andere Risikofaktoren	994	**74%**		595	360	35	4
Gesamt	**1.348**	100%	295	646	367	36	4

Untergruppe D.6 (DGVS 2022): Entsprechend den Richtlinien der DGVS von 2022 (Fischbach et al., 2022) wird ein **Alter über 60 Jahren** als Risikofaktor betrachtet, jedoch reicht dieses **allein nicht als Indikation** für eine PPI-Prophylaxe aus.

Analyse bei Aufnahme (siehe Tab. 34): In der Untergruppe D.6 wurden insgesamt **1.023** Patienten zum Zeitpunkt der Aufnahme eingeordnet. Unter diesen befanden sich 65 Patienten (**6%**), die jünger als 60 Jahre waren, jedoch andere Risikofaktoren aufwiesen. Die überwältigende Mehrheit der Patienten (958, **94%**) war im Alter von ≥ 60 Jahren und wies gleichzeitig einen oder mehrere Risikofaktoren auf.

Tab. 34: Kombination von Lebensalter und weitere Risikofaktoren bei Aufnahme – D.6

DGVS 2022 – Aufnahme (Untergruppe D.6)			Anzahl Patienten mit # Risikofaktoren				
	n	%	1	2	3	4	5
Alter ohne weitere Risikofaktoren	0	0%	0				
Kein Alter, aber andere Risikofaktoren	65	**6%**	41	18	6	0	0
Alter plus andere Risikofaktoren	958	**94%**		599	310	48	1
Gesamt	**1.023**	100%	41	617	316	48	1

Analyse bei Entlassung (siehe Tab. 35): Hierbei wurden insgesamt **1.168** Patienten in der Untergruppe D.6 bei der Entlassung erfasst. Davon waren **8%** (93 Patienten) unter 60 Jahre alt und zeigten einen oder mehrere Risikofaktoren. Die verbleibenden **92%** (1.075 Patienten) waren über 60 Jahre alt und wiesen zusätzliche Risikofaktoren auf.

Tab. 35: Kombination von Lebensalter und weitere Risikofaktoren bei Entlassung – D.6

DGVS 2022 – Entlassung (Untergruppe D.6)			Anzahl Patienten mit # Risikofaktoren				
	n	%	1	2	3	4	5
Alter ohne weitere Risikofaktoren	0	0%	0				
Kein Alter, aber andere Risikofaktoren	93	**8%**	57	28	8	0	0
Alter plus andere Risikofaktoren	1.075	**92%**		587	413	74	1
Gesamt	**1.168**	100%	57	615	421	74	1

5 Diskussion

5.1 Zusammenfassung der wichtigsten Ergebnisse

Von den 2.305 analysierten Patienten befanden sich bei der Aufnahme **31,5%** in einer **PPI-Therapie**, während bei Entlassung **38,8%** der Patienten eine solche Therapie dokumentiert wurde. Das am häufigsten eingesetzte PPI-Präparat war sowohl bei Aufnahme (in **71%** der Fälle) als auch bei Entlassung (in **47%** der Fälle) **Pantoprazol.**

Bis zum Zeitpunkt der Analyse orientierten sich die Ärzte bei der Entscheidung für eine PPI-Therapie sowohl an der damals gültigen **S2k-Leitlinie „*H. pylori* und gastroduodenale Ulkuskrankheit"** vom Jahr **2016** als auch an den PPI-Indikationen gemäß **Fachinformationen** sowie **deutschen und internationalen Leitlinien.** Hier sind die umfassenden Ergebnisse der gesamten untersuchten Jahren:

Bei Betrachtung der drei ausgewählten Zeitabschnitte (2018, 2020 und 2022) zeigt sich, dass bei der Aufnahme **61,6%** der Patienten als *correct no use,* **25,9%** als *correct use,* **6,9%** als *underuse* und **5,6%** als *overuse* eingestuft wurden. Bei der Entlassung ergab die Analyse, dass **49,9%** der Patienten als *correct no use,* **33,5%** als *correct use,* **11,3%** als *underuse* und **5,3%** als *overuse* bewertet wurden.

Beim Vergleich der Ergebnisse der einzelnen Jahre lässt sich eine Zunahme der *underuse* Fälle bei den Entlassungen feststellen. Während sie im Jahr 2018 9% der Fälle entsprachen, erhöhte sich der Anteil auf 13% im Jahr 2022. Interessanterweise zeigt sich bei den Aufnahmen eine fast gegenteilige Entwicklung, da eine Anteilserhöhung von 59% auf 62% bei den *correct no use* Patienten festgestellt wurde, während sich der Anteil von *overuse* von 7% auf 5% und von *underuse* von 8% auf 6% reduziert hat. Wenn diese Entwicklungen in Prozent ausgedrückt werden, sind die Veränderungen bei den *under-* und *overuse* Fälle (aufgrund der geringeren Ausgangsbasis) relevant: ca. -25% bei *underuse* und ca. -28,6% bei *overuse.*

Insgesamt war die am häufigsten dokumentierte PPI-Indikation in der Untergruppe C.10 (KANN-Empfehlung: **ASS, Thrombozytenaggregationshemmer, NOAK oder VKA + ein Risikofaktor**) verzeichnet. Von den 2.305 analysierten Patienten wurden **1.186** (**51%**) bei Aufnahme und **1.348** (**58%**) bei Entlassung dieser Untergruppe zugeordnet. Unter diesen Patienten nahmen zum Zeitpunkt der Aufnahme **506** ein PPI ein, während bei der Entlassung **605** Patienten ein PPI einnahmen.[11] [12]

11 **Anmerkung:** In den KANN-Untergruppen ist eine Unterscheidung zwischen *correct use* und *underuse* nicht möglich, da sowohl die Verabreichung als auch die Nichtverabreichung einer PPI-Therapie als angemessen betrachtet wurde. Daher sind alle Patienten (100%), die einer der KANN-Untergruppen zugeordnet sind und eine PPI-Therapie erhalten haben, als *correct use* zu betrachten.

12 **Hinweis:** eine mehrfache Zuweisung der Untegruppen ist innerhalb der ausgewählten Methodik möglich. An dieser Stelle wird nochmals darauf hingewiesen, dass die „stärkste" Empfehlung pro Patient immer herangenommen wurde, um die Klassifizierung in *correct (no) use* bzw *under-/overuse* zu ermöglichen.

Die zweithäufigste erfasste PPI-Indikation war die Untergruppe C.3 (SOLL-Empfehlung: **Kombination von zwei gerinnungsaktiven Substanzen**) mit **246 Patienten (11%)** bei Aufnahme und **427 Patienten (19%)** bei Entlassung. Von den 246 aufgenommenen Patienten erhielten **126 Patienten (51%)** eine angemessene PPI-Therapie (*correct use*), während **120 Patienten (49%)** keine erhielten (*underuse*). Von den 427 entlassenen Patienten bekamen **195 Patienten (46%)** eine angemessene PPI-Therapie, während **232 Patienten (54%)** keine erhielten.

Im Anschluss kommt die Untergruppe C.11 (KANN-Empfehlung: **Monotherapie mit SSRI oder in Kombination mit NSAR**) mit **125 Patienten (5%)** bei Aufnahme und **126 Patienten (5%)** bei Entlassung. Von diesen erhielten bei Aufnahme **56 Patienten** ein PPI, während bei Entlassung **61 Patienten** ein PPI erhielten.

Darauf folgt die Untergruppe A.1 (**ERD, NERD, Langzeittherapie GERD/NERD**), die **89 Patienten (4%)** der insgesamt 2.305 analysierten Patienten bei Aufnahme umfasste, von denen **70 (79%)** eine PPI-Therapie erhielten. Bei Entlassung waren **124 Patienten (5%)** in dieser Untergruppe zugeordnet, von denen **107 (86%)** mit einem PPI behandelt wurden.[13]

Demzufolge wurde eine eingehende Untersuchung der Risikofaktoren in der Untergruppe C.10 durchgeführt, da sie in der Analyse die höchste Anzahl von Patienten aufwies. Angesichts dessen, dass ein höheres Lebensalter (≥ 65 Jahre) als der am häufigsten dokumentierte Risikofaktor hervortrat, wurde untersucht, inwiefern das Alter die Ergebnisse der Untergruppe C.10 beeinflusst. Es ergab sich, dass etwa **15%** der Patienten der Untergruppe C.10 lediglich **das höhere Alter als einzigen Risikofaktor** hatten, ohne weitere Risikofaktoren. Die Mehrheit der Patienten (circa **75%**) wies hingegen eine **Kombination aus höherem Alter und mindestens einem weiteren Risikofaktor** auf.

Im Zuge der Datenerhebung für diese Arbeit wurde im Juli 2022 die endgültige Fassung der aktualisierten S2k-Leitlinie „*H. pylori* und gastroduodenale Ulkuskrankheit" veröffentlicht, die die entsprechende Leitlinie aus dem Jahr 2016 ersetzt. Dies gab Anlass zur Frage, wie sich das Ergebnis der Analyse ändern würde, wenn die aktualisierte Leitlinie retroaktiv auf die Patienten angewendet wird, die in den Jahren 2018, 2020 und 2022 ins Krankenhaus eingeliefert wurden. Somit wurden die PPI-Indikationen der analysierten Patienten (n=2.305) bei Aufnahme und Entlassung **erneut** anhand der **aktualisierten S2k-Leitlinie „*H. pylori* und gastroduodenale Ulkuskrankheit"**, **Fachinformationen** sowie **deutscher und internationaler Leitlinien** überprüft. Die resultierenden Ergebnisse der gesamten untersuchten Jahren lauten wie folgt:

Bei der Aufnahme zeigt die Analyse, dass **44%** der Patienten als *correct no use*, **24%** als *correct use*, **25%** als *underuse* und **7%** als *overuse* bewertet wurden. Bei der Entlas-

13 In dieser Arbeit wurden die Untergruppen A.1 (**ERD, NERD, Langzeittherapie GERD/NERD**), B.2 (**hypersensitiver Ösophagus, Reflux-Thorax-Schmerzsyndrom**), B.3 (**Funktionelle Dyspepsie**), B.4 (**Eosinophile Ösophagitis**) und B.5 (**Barrett-Ösophagus**) als Indikation für die Verschreibung von PPIs betrachtet. Folglich sollten Patienten, die diesen Untergruppen zugeordnet wurden, eine entsprechende PPI-Therapie erhalten. In den Leitlinien wird dieses Vorgehen jedoch als fakultative PPI-Verordnung bezeichnet.

sung wurden **34%** der Patienten als *correct no use*, **31%** als *correct use*, **27%** als *underuse* und **8%** als *overuse* eingestuft.

Werden die Ergebnisse der einzelnen Jahre betrachtet, so zeigt sich v.a. eine interessante Entwicklung bei den Entlassungen, da der Anteil von *underuse* Patienten sich um 15,3% steigerte (+4%P von 24% auf 28%) – eine Entwicklung die sich vermutlich insbesondere von der Reduzierung des *correct no use* Anteils (-5%P von 38% auf 33%) zurückführen lässt. Ähnliche Entwicklungen wurden bei den Aufnahmen, jedoch, nicht festgestellt[14].

In dieser Analyse stellte sich heraus, dass die häufigste erfasste PPI-Indikation die Untergruppe D.6 (SOLLTE-Empfehlung: **ASS, P2Y12-Inhibitor, DOAK oder VKA + ein Risikofaktor**) war. Von den insgesamt 2.305 analysierten Patienten wurden **1.023 Patienten (44%)** bei Aufnahme und **1.168 (51%)** bei Entlassung dieser Untergruppe zugeordnet. Dabei verwendeten **474 Patienten (46%)** bei Aufnahme ein PPI (*correct use*), während **549 Patienten (54%)** keines verwendeten (*underuse*). Bei Entlassung erhielten **560 Patienten (48%)** eine angemessene PPI-Therapie, während **608 Patienten (52%)** keine erhielten.

Die Untergruppe D.13 (SOLL-Empfehlung: **Kombination von zwei gerinnungsaktiven Substanzen**) belegt den zweiten Platz mit **255 Patienten (11%)** bei Aufnahme und **426 Patienten (18%)** bei Entlassung. Von den 255 aufgenommenen Patienten erhielten **132 (52%)** eine angemessene PPI-Therapie (*correct use*), während **123 Patienten (48%)** keine erhielten (*underuse*). Bei Entlassung erhielten **199** von 426 Patienten (47%) eine PPI-Therapie, während **227 Patienten (53%)** ohne PPI-Therapie entlassen wurden.

Im Anschluss folgt die Untergruppe A.1 (**ERD, NERD, Langzeittherapie GERD/NERD**) mit **89 Patienten (4%)** der 2.305 analysierten Patienten. Davon wurden bei **70 Patienten (79%)** bei Aufnahme ein PPI angemessen verordnet (*correct use*), während **19 Patienten (21%)** keines erhielten (*underuse*). Bei Entlassung wurden **124 Patienten (5%)** dieser Untergruppe zugeordnet, von denen **107 (86%)** eine PPI-Therapie erhielten, während **17 Patienten (14%)** keine erhielten.

Die Untergruppe D.16 (KANN-Empfehlung: **Gastritis**) erscheint als nächstes, mit **49 Patienten (2%)** bei Aufnahme und mit **77 Patienten (3%)** bei Entlassung. Von diesen erhielten **31 Patienten** bei Aufnahme ein PPI, während bei Entlassung **63 Patienten** ein PPI verschrieben bekamen.

Hier wurden die Risikofaktoren der Untergruppe D.6 ebenfalls eingehend untersucht, da diese Untergruppe die größte Anzahl an Patienten aufwies. In diesem Fall wurde ein Alter über 60 Jahre als Risikofaktor betrachtet, allerdings reichte allein dieses Kriterium nicht aus, um eine PPI-Prophylaxe zu empfehlen. Somit stellte es sich heraus, dass tatsächlich kein Patient (0%) lediglich aufgrund des **höheren Alter** ohne weitere Risikofaktoren in diese Kategorie fiel. Im Gegensatz dazu wies die überwälti-

14 Die größte Veränderung lag bei -1,9%P bei *overuse*.

gende Mehrheit der Patienten (etwa 93%) eine **Kombination aus höherem Alter und mindestens einem weiteren Risikofaktor** auf.

Abschließend zeigt ein Vergleich der Analyseergebnisse in Absolutzahlen inklusive der DGVS-Leitlinien von 2016 vs. 2022, dass die aktualisierte Version von 2022 zu einer höheren Anzahl von Patienten führt, die mindestens einer indikationsgerechten PPI-Empfehlung (*correct use* + *underuse*) unterliegen. Bei Aufnahme hat sich die Anzahl der Patienten mit einer PPI-Indikation gemäß DGVS 2016 von 756 auf 1.125 Patienten gemäß DGVS 2022 erhöht. Währenddessen erhielten bei Entlassung gemäß DGVS 2016 1.031 Patienten eine PPI-Indikation im Vergleich zu 1.344 Patienten gemäß DGVS 2022.

5.2 Kritische Betrachtung der Ergebnisse

Die vorliegenden Studienergebnisse zeigen zuallererst eine relativ hohe Anzahl an Patienten, bei denen sowohl eine sachgemäße und korrekte Anwendung von PPI als auch eine korrekte Nichtanwendung festgestellt wurde, was insgesamt 88% der untersuchten Patienten bei Aufnahme (62% *correct no use*, 26% *correct use*) und 83% bei Entlassung (50% *correct no use*, 33% *correct use*) ausmacht. Dieses positive Ergebnis ist aber mit Vorsicht zu betrachten, da die mit Abstand große Mehrheit der Patienten der Untergruppe C.10 (**ASS, Thrombozyten-aggregationshemmer, NOAK oder VKA + ein Risikofaktor**) gehörte, einer KANN-Empfehlung[15] der DGVS-Leitlinie von 2016.

Wird der Fokus auf „Negativfälle" gelegt, d.h. *over* bzw. *underuse*, so sieht man bei Aufnahme ein Verhältnis von 45:55 (*over*- vs. *underuse*) und bei Entlassung 32:68 (*over*- vs. *underuse*). Mit anderen Worten wurde eine höhere Anzahl von *underuse* Fällen festgestellt, insbesondere bei der Entlassung. Dies wird auch im zeitlichen Verlauf der Negativfälle deutlich: während das *over- vs. underuse* Verhältnis in 2018 bei der Aufnahme bei 47:53 lag und sich bei der Entlassung auf 37:63 veränderte, betrug es im Jahr 2022 bei der Aufnahme 41:59 und bei der Entlassung 27:73 (siehe Abbildung 16).

Bei einem Vergleich der Ergebnisse mit der aktuellsten wissenschaftlichen Literatur sowie der gängigen Mediendiskussion scheinen die Ergebnisse erstmals überraschend, denn Studien zufolge wird von einer sehr hohen PPI-Prävalenz in der erwachsenen Bevölkerung berichtet, die oft mit einem inkorrekten Einsatz einhergeht, insbesondere als *overuse* (Ali et al., 2019; Fischbach et al., 2021; Granero-Melcon et al., 2018; Gupta et al., 2010; Heidelbaugh et al., 2010; Lanas, 2016; Nardino et al., 2000; Niklasson et al., 2003; Parente et al., 2003; Ramirez et al., 2010; Savarino et al., 2017; Villamañán et al., 2015; Zink et al., 2005).

Allerdings weicht die gängige Methodik von unserer ab, da unsere Datenanalyse weder eine Betrachtung der Dosierung in mg, noch der Therapielänge inkludiert. Wir zählten zu den *overuse* Fällen lediglich Patienten, die PPI einnahmen, obwohl in keiner der drei Leitlinien eine entsprechende Indikation vorgesehen war (siehe Abbildung 2).

15 Es wird an dieser Stelle erinnert, dass die einzigen Ergebnisse in diesem Fall *correct use* oder *correct no use* sein könnten, da es sich um eine fakultative Empfehlung handelte (siehe Abbildung 2).

So berichteten Shanika et al. (2023) durch eine systematische Literaturrecherche von mehr als 65 wissenschaftlichen Artikeln in 23 Ländern, dass 63,7% der Patienten eine „höhere PPI Dosis[16]" erhielten und 25,1% für längere Zeiträume (≥ 1 Jahr) mit PPIs behandelt wurden.

Auch deutsche Studien weisen auf eine hohe PPI-Prävalenz hin. Fischbach et al. (2021) fanden in einer retrospektiven Studie von entlassenen Patienten der gastroenterologischen Klinik des Klinikums Aschaffenburg - Alzenau, dass 23,5% der Patienten PPIs ohne Indikation erhielten und weitere 19,7% PPIs mit unsicherer Indikation verabreicht bekamen. In einer bayerischen Längsschnittstudie zwischen 2010–2018 berichteten Rückert-Eheberg et al. (2022) von einem allgemeinen Rückgang von PPI Verschreibungen in den letzten Jahren (gemessen über DDD), obwohl gleichzeitig eine beachtlich hohe Anzahl von Langzeittherapien festgestellt wurde (1/3 der PPI-Nutzer erhielten Verschreibungen mit ≥ 6 Monaten). Außerdem wurde bei etwa 40% der PPI-Nutzer unter 65 Jahren keinerlei plausible On- oder Off-Label-Indikationen festgestellt[17].

Ähnliche Belege wurden in einer isländischen Längsschnittstudie festgestellt, in der die große Mehrheit der Patienten ihre Behandlung mit einer hohen PPI-Dosierung begann, und 21% dieser Patienten über einem Zeitraum von mehr als einem Jahr PPIs ohne Dosisreduzierung fortsetzen (Hálfdánarson et al., 2018).

Ebenso berichteten Gramont et al. (2020) in einer prospektiven, beobachtenden Längsschnittstudie in einem französischen Krankenhaus, dass etwa ein Drittel der Patienten PPIs erhielten. Allerdings bekam ca. die Hälfte dieser Patienten PPIs, die nicht den Richtlinien- oder den gängige Praktiken entsprachen, sei es aufgrund der gewählten Dosierung, Therapielänge, Risiko-Nutzen-Abwägungen bei umstrittenen PPI-Therapien usw. Diese Ergebnisse bekräftigen die *overuse* Befunde von Lassalle et al. (2020), einer Querschnittstudie der gesamten französischen Bevölkerung aus dem Jahr 2015. Diese Studie ergab, dass mehr als 15 Millionen Versicherte, was nahezu 30% der erwachsenen französischen Bevölkerung entspricht, im Jahr 2015 PPIs verwendeten. Fast die Hälfte davon waren neue Nutzer. Unter diesen neuen Nutzern wurden PPIs hauptsächlich in Kombination mit NSAR verschrieben (53,5%), obwohl die Mehrheit dieser Patienten (79,7%) keinen messbaren Risikofaktor für eine systematische prophylaktische Kombinationstherapie mit PPI aufwies. Ein Anteil von 32,4% der neuen Nutzer erhielt PPIs ohne eine identifizierte Begleitmedikation oder stationäre Diagnose, die eine solche Therapie unterstützt hätte.

Nichtsdestotrotz ist die Überwachung und Kontrolle von *underuse* Fällen ebenfalls von Bedeutung, denn eine generelle medikamentöse Unterdosierung ist mit höheren Sterblichkeitsraten und Hospitalisierungen assoziiert (Wauters et al., 2016), und eine PPI-Unterdosierung kann in gewissen Konstellationen häufiger auftreten (Schubert

16 Gleich oder höher als die „Defined Daily Dose" (DDD) in Übereinstimmung mit der Definition der Weltgesundheitsorganisation (WHO).

17 Die Autoren erkennen aber, dass es wichtig zu beachten ist, dass Sodbrennen möglicherweise systematisch nicht ausreichend gemeldet wird, da es nicht als schwerwiegende Erkrankung gilt.

et al., 2023), insbesondere weil eine Bewertung nicht immer einfach ist (Targownik et al., 2022). Beispielsweise haben Schubert et al. (2023) mittels einer Datenbankanalyse in Deutschland festgestellt, dass ca. 40% der Patienten, die gleichzeitig mit NSAID und Antikoagulantien oder Glukokortikoiden behandelt wurden, keine PPIs erhielten. Darüber hinaus ist eine generelle Medikamentenunterdosierung bei Polypharmaziepatienten bekannt, welche öfters bei älteren Patienten vorkommt (Kuijpers et al., 2008).

Die von uns analysierten Patienten waren hauptsächlich in der Untergruppe C.10 (KANN-Empfehlung: **ASS, sonstiger Thrombozytenaggregationshemmer, NOAK oder VKA + ein Risikofaktor**) vertreten, die deutlich die größte Untergruppe darstellte. Dabei wies die große Mehrzahl der Patienten dieser Untergruppe neben einem Alter von ≥ 65 Jahren auch weitere Risikofaktoren auf. Die zweitgrößte Untergruppe war C.3 (SOLL-Empfehlung: **Kombination von zwei gerinnungsaktiven Substanzen**), welche jedoch zum Großteil der *underuse* Fälle beigetragen hat. Dies liegt daran, dass es sich bei Untergruppe C.10 um eine KANN-Empfehlung handelt, bei der nur *correct use* oder *correct no use* Fälle vorliegen könnten (siehe Abbildung 2). Die relativ große Anzahl von Patienten wiederum, die der Empfehlung „**Kombination von zwei gerinnungsaktiven Substanzen**“ unterliegt, könnte darauf zurückzuführen sein, dass ca. die Hälfte der analysierten Patienten aus der kardiologischen Abteilung stammen, wo die Kombination von zwei gerinnungsaktiven Substanzen nicht ungewöhnlich ist.

Ein Mangel an PPI-Therapien bei kardiologischen Patienten ist in den Studien von Gibson et al. (2016) und Nicolau et al. (2020) erkennbar. In der Studie von Gibson et al. (2016), einschließlich des zusätzlichen Anhangs, wurden Patienten rekrutiert, die an Vorhofflimmern litten und sich einer perkutanen Koronarintervention (PCI) mit Stentimplantation unterzogen. In über 70% der Fällen waren die Studienteilnehmer zu Beginn mindestens 65 Jahre alt und nahmen zu diesem Zeitpunkt gerinnungsaktiven Medikamente ein. Allerdings verwendeten zu Studienbeginn weniger als 40% der Patienten einen PPI.

Ein ähnliches Panorama lässt sich bei Cannon et al. (2017) und Nicolau et al. (2020) feststellen: bei dieser randomisierten multizentrischen internationalen RE-DUAL PCI-Studie zur Forschung von PPI-Auswirkungen auf die duale Antithrombotikatherapie mit Dabigatran (zusammen mit Clopidogrel oder Ticagrelor) im Vergleich zur Dreifach-Antithrombotikatherapie mit Warfarin (zusammen mit Aspirin und Clopidogrel oder Ticagrelor) wurden Patienten rekrutiert, die innerhalb der vorherigen 120 Stunden erfolgreich eine perkutane koronare Intervention (PCI) unterzogen worden waren und an paroxysmalem, persistierendem oder permanentem nicht-valvulärem Vorhofflimmern litten. Auch zu Beginn dieser Studie bekamen 38,7% der Teilnehmer keine PPIs, obwohl eine Therapie höchstwahrscheinlich Richtlinien konform wäre, da auch die US-Leitlinien eine Indikation für die Gabe von PPIs in diesem Kontext vorsehen (Bhatt et al., 2008). Somit zeigt diese Studie, veröffentlicht unter Erstautor Prof. Dr. Christopher P. Cannon, der an der Harvard Medical School und am Massachusetts General Hospital in den USA tätig ist, dass ein *Underuse* bei dieser Indikation auch im internationalen Vergleich existiert.

Ein weiteres Beispiel für eine unzureichende PPI-Prophylaxe zeigt Morneau et al. (2014), wo die Angemessenheit des PPI-Einsatzes zur gastrointestinalen Prophylaxe bei Patienten unter einer dualen Thrombozytenaggregationshemmung (Aspirin und Clopidogrel) gemäß der Aktualisierung des Konsensdokuments von 2010 (Abraham et al., 2010) untersucht wurde. Hierbei wurden retrospektiv die Krankenakten von 250 Patienten analysiert, die mit einer dualen Thrombozytenaggregationshemmung aus einem US-amerikanischen Krankenhaus entlassen wurden. Das Ergebnis zeigte, dass trotz einer PPI-Indikation (duale Thrombozytenaggregationshemmung + Risiko einer gastrointestinalen Blutung) fast ein Drittel der untersuchten Patienten (29,6%) keine angemessene gastrointestinale Prophylaxe erhielt (Morneau et al., 2014).

Was möglicherweise ebenfalls zu der hohen Anzahl an *underuse* Fälle in dieser Arbeit beigetragen haben könnte, ist, dass die Untergruppen A.1 (**ERD, NERD, Langzeittherapie GERD/NERD**), B.2 (**hypersensitiver Ösophagus, Reflux-Thorax-Schmerzsyndrom**), B.3 (**Funktionelle Dyspepsie**), B.4 (**Eosinophile Ösophagitis**) und B.5 (**Barrett-Ösophagus**) als Indikationen für die Verschreibung von PPIs betrachtet wurden. Die Leitlinien bezeichnen dieses Vorgehen jedoch als optionale Verschreibung von PPIs.

Wird diese Entwicklung anhand der aktualisierten Leitlinie der DGVS von 2022 betrachtet, so ist ein rasanter Anstieg von Unterdosierungen naheliegend, da es sich v.a. um eine Verschärfung der Leitlinien handelt, d.h. einige als KANN eingestufte Empfehlungen, sind nun als SOLL oder SOLLTE gekennzeichnet.

Insbesondere die Umwandlung der Empfehlung, dass bei Patienten, die entweder **ASS, Thrombozytenaggregationshemmer, NOAK oder VKA** einnehmen und gleichzeitig einen **Risikofaktor für eine gastroduodenale Ulkusblutung** aufweisen, eine PPI-Prophylaxe erhalten sollten (vormals KANN), führte zu einem signifikanten Anstieg der *underuse* Fälle. Dies betraf die Mehrheit der Fälle, wobei bei dieser Empfehlung weniger als die Hälfte der Patienten tatsächlich PPIs erhielten (46% bei Aufnahme, 48% bei Entlassung). Natürlich sind dies fiktive Zahlen, da die aktualisierte DGVS von 2022 erst nach Datenerhebung offiziell eingeführt wurde und die Ärzte somit ihre PPI-Verschreibung anhand der DGVS 2016 getätigt haben. Nichtsdestotrotz zeigt unsere retroaktive Analyse einen Anstieg von *underuse* Fällen von ca. 7% (DGVS 2016) auf 25% (DGVS 2022) bei Aufnahme und von ca. 11% (DGVS 2016) auf fast 27% (DGVS 2022) bei Entlassung. Hierbei scheint eine Sensibilisierungsarbeit der Ärzte von großer Wichtigkeit.

5.3 Fazit

Unsere Studie zeigte einen signifikanten Anteil an PPI *over-* bzw. *underuse* Fällen, insbesondere in Bezug auf *underuse* bei den Entlassungen. Während der *overuse* Anteil eher stabil blieb, nahm der *underuse* Anteil bei den Entlassungen zwischen 2018 und 2022 zu. Ferner stellt unsere retroaktive Betrachtung fest, dass die aktualisierte S2k-Leitlinie „*H. pylori* und gastroduodenale Ulkuskrankheit" von 2022 möglicherweise zu einem rasanten Anstieg der *underuse* Fälle führen wird – insbesondere weil die größte

Untergruppe nun einer SOLLTE Empfehlung (**ASS, P2Y12-Inhibitor, DOAK oder VKA + ein Risikofaktor für eine gastroduodenale Ulkusblutung**) unterliegt, vormals KANN.

Obwohl das Risiko einer PPI-Überdosierung häufig diskutiert wird und zweifellos von großer Bedeutung ist, ist die weniger beachtete Problematik der Unterdosierung ebenso entscheidend, um eine korrekte Anwendung von PPIs sicherzustellen. Unsere Analysen haben somit gezeigt, dass die Gefahr einer Unterversorgung mit einem häufig verwendeten Medikament bestehen kann, insbesondere im Hinblick auf die Umstellung auf die aktualisierte Leitlinie der DGVS.

5.4 Limitationen der Arbeit

Eine Schwäche der Studie liegt darin, dass sie nur eine spezifische Population einschloss und daher nicht repräsentativ für die gesamte Bevölkerung ist. Das Internistische Klinikum München Süd hat einen deutlichen kardiologischen Schwerpunkt, was sich an dem hohen Anteil von kardiologischen Patienten im untersuchten Patientengut widerspiegelt. Dies führt dazu, dass viele Patienten mit gerinnungshemmenden Medikamenten oder Thrombozytenaggreationshemmern behandelt wurden, insbesondere bei Entlassung. Da bei diesen Patienten sehr häufig ein *underuse* festzustellen ist, führt dies dazu, dass auch in der Gesamtpatientengruppe unerwartet häufig ein *underuse* zu verzeichnen ist. Dies ist nicht auf die Gesamtbevölkerung übertragbar.

Zudem kann die retrospektive Datenanalyse als Schwachpunkt angesehen werden, da sie ausschließlich auf Informationen aus den Aufnahmeberichten und Entlassungsbriefen basiert. Hierbei besteht jedoch die Möglichkeit einer unvollständigen oder lückenhaften Dokumentation. Beispielsweise ist es möglich, dass Patienten eine angemessene PPI-Indikation hatten, die jedoch nicht vollständig in ihren Krankenakten dokumentiert wurde. Ebenso könnten fehlerhafte Informationen über die Indikationen für die Verwendung von PPIs vorgelegen haben, insbesondere wenn die Diagnosen auf anamnestischen Angaben der Patienten beruhen und diese die Indikationen nicht korrekt angeben konnten.

Auch die Dokumentation in den ärztlichen Berichten war nicht gezielt auf unsere Anforderungen ausgerichtet. Folglich fehlte beispielsweise in den meisten Fällen die Dokumentation der Dauer der PPI-Therapie, wodurch eine entsprechende Beurteilung nicht möglich war. Darüber hinaus könnten Patienten eigenständig Medikamente einnehmen, ohne vorher ihre Hausärzte zu konsultieren. Dieser Umstand könnte sich auf die Analyse ausgewirkt haben.

Eine weitere Limitation der Studie besteht darin, dass die Analyse bei Patienten durchgeführt wurde, die in den ersten beiden Monaten der Jahre 2018, 2020 und 2022 aufgenommen wurden. Theoretisch weisen Erkrankungen, die eine Behandlung mit PPI erfordern oder Situationen, die eine PPI-Prophylaxe benötigen, keine saisonalen Schwankungen auf. Dennoch lässt sich dies nicht vollständig ausschließen. Daher stellt sich die Frage, ob das Ergebnis der Arbeit gleichbleibend wäre, wenn die Analyse zu anderen Zeitpunkten durchgeführt würde.

Literaturverzeichnis

Abraham, N.S., Hlatky, M.A., Antman, E.M., Bhatt, D.L., Bjorkman, D.J., Clark, C.B., Furberg, C.D., Johnson, D.A., Kahi, C.J., Laine, L., Mahaffey, K.W., Quigley, E.M., Scheiman, J., Sperling, L.S., & Tomaselli, G.F. (2010). ACCF/ACG/AHA 2010 Expert Consensus Document on the Concomitant Use of Proton Pump Inhibitors and Thienopyridines: A Focused Update of the ACCF/ACG/AHA 2008 Expert Consensus Document on Reducing the Gastrointestinal Risks of Antiplatelet Therapy and NSAID Use. *Circulation, 122*(24), 2619–2633. https://doi.org/doi:10.1161/CIR.0b013e318202f701

Ali, O., Poole, R., Okon, M., Maunick, S., & Troy, E. (2019). Irrational use of proton pump inhibitors in general practise. *Ir J Med Sci, 188*(2), 541–544. https://doi.org/10.1007/s11845-018-1891-1

Andersson, T., Hassan-Alin, M., Hasselgren, G., Röhss, K., & Weidolf, L. (2001). Pharmacokinetic Studies with Esomeprazole, the (S)-Isomer of Omeprazole. *Clinical Pharmacokinetics, 40*(6), 411–426. https://doi.org/10.2165/00003088-200140060-00003

Anglin, R., Yuan, Y., Moayyedi, P., Tse, F., Armstrong, D., & Leontiadis, G.I. (2014). Risk of upper gastrointestinal bleeding with selective serotonin reuptake inhibitors with or without concurrent nonsteroidal anti-inflammatory use: a systematic review and meta-analysis. *The American journal of gastroenterology, 109*(6), 811–819. https://doi.org/https://doi.org/10.1038/ajg.2014.82

ARIC Studie: kumulatives Demenzrisiko bei Gebrauch von Protonenpumpenhemmern. (2023). https://dgn.org/artikel/aric-studie-kumulatives-demenzrisiko-bei-gebrauch-von-protonenpumpenhemmern

Badiola, N., Alcalde, V., Pujol, A., Münter, L.-M., Multhaup, G., Lleó, A., Coma, M., Soler-López, M., & Aloy, P. (2013). The Proton-Pump Inhibitor Lansoprazole Enhances Amyloid Beta Production. *PloS One, 8*(3), e58837. https://doi.org/10.1371/journal.pone.0058837

Bajaj, J.S., Heuman, D.M., Hylemon, P.B., Sanyal, A.J., White, M.B., Monteith, P., Noble, N.A., Unser, A.B., Daita, K., Fisher, A.R., Sikaroodi, M., & Gillevet, P.M. (2014). Altered profile of human gut microbiome is associated with cirrhosis and its complications. *Journal of Hepatology, 60*(5), 940–947. https://doi.org/https://doi.org/10.1016/j.jhep.2013.12.019

Bhatt, D.L., Scheiman, J., Abraham, N.S., Antman, E.M., Chan, F.K., Furberg, C.D., Johnson, D.A., Mahaffey, K.W., & Quigley, E.M. (2008). ACCF/ACG/AHA 2008 expert consensus document on reducing the gastrointestinal risks of antiplatelet therapy and NSAID use: a report of the American College of Cardiology Foundation Task Force on Clinical Expert Consensus Documents. *Circulation, 118*(18), 1894–1909. https://doi.org/10.1161/circulationaha.108.191087

Blank, M.L., Parkin, L., Paul, C., & Herbison, P. (2014). A nationwide nested case-control study indicates an increased risk of acute interstitial nephritis with proton pump inhibitor use. *Kidney Int, 86*(4), 837–844. https://doi.org/10.1038/ki.2014.74

Boeckxstaens, G., El-Serag, H.B., Smout, A.J., & Kahrilas, P.J. (2014). Symptomatic reflux disease: the present, the past and the future. *Gut, 63*(7), 1185–1193. https://doi.org/10.1136/gutjnl-2013-306393

Bundeff, A.W., & Zaiken, K. (2013). Impact of clinical pharmacists' recommendations on a proton pump inhibitor taper protocol in an ambulatory care practice. *J Manag Care Pharm, 19*(4), 325–333. https://doi.org/10.18553/jmcp.2013.19.4.325

Cannon, C.P., Bhatt, D.L., Oldgren, J., Lip, G.Y.H., Ellis, S.G., Kimura, T., Maeng, M., Merkely, B., Zeymer, U., Gropper, S., Nordaby, M., Kleine, E., Harper, R., Manassie, J., Januzzi, J.L., Ten Berg, J.M., Steg, P.G., & Hohnloser, S.H. (2017). Dual Antithrombotic Therapy with Dabigatran after PCI in Atrial Fibrillation. *N Engl J Med, 377*(16), 1513–1524. https://doi.org/10.1056/NEJMoa1708454

Cats, A., Ed Schenk, B., Bloemena, E., Roosendaal, R., Lindeman, J., Biemond, I., Klinkenberg-Knol, E.C., Meuwissen, S.G.M., & Kuipers, E.J. (2000). Parietal cell protrusions and fundic gland cysts during omeprazole maintenance treatment. *Human Pathology, 31*(6), 684–690. https://doi.org/https://doi.org/10.1053/hupa.2000.7637

Clark, D.W.J., & Strandell, J. (2006). Myopathy including polymyositis: a likely class adverse effect of proton pump inhibitors? *European Journal of Clinical Pharmacology, 62*(6), 473–479. https://doi.org/10.1007/s00228-006-0131-1

Dehesa, C., & Kassel, G. (2000). Multiple organ failure and pantoprazole. *Australian and New Zealand Journal of Medicine, 30*(6), 730–730. https://doi.org/https://doi.org/10.1111/j.1445-5994.2000.tb04373.x

den Elzen, W.P., Groeneveld, Y., de Ruijter, W., Souverijn, J.H., le Cessie, S., Assendelft, W.J., & Gussekloo, J. (2008). Long-term use of proton pump inhibitors and vitamin B12 status in elderly individuals. *Aliment Pharmacol Ther, 27*(6), 491–497. https://doi.org/10.1111/j.1365-2036.2008.03601.x

Deshpande, A., Pant, C., Pasupuleti, V., Rolston, D.D., Jain, A., Deshpande, N., Thota, P., Sferra, T.J., & Hernandez, A.V. (2012). Association between proton pump inhibitor therapy and Clostridium difficile infection in a meta-analysis. *Clin Gastroenterol Hepatol, 10*(3), 225–233. https://doi.org/10.1016/j.cgh.2011.09.030

Drenckhahn, B. (2008). *Taschenbuch Anatomie* (1. Auflage ed.). Urban & Fischer Verlag/Elsevier GmbH.

Dublin, S., Walker, R.L., Jackson, M.L., Nelson, J.C., Weiss, N.S., & Jackson, L.A. (2010). Use of proton pump inhibitors and H2 blockers and risk of pneumonia in older adults: a population-based case-control study. *Pharmacoepidemiol Drug Saf, 19*(8), 792–802. https://doi.org/10.1002/pds.1978

El-Serag, H.B., Sweet, S., Winchester, C.C., & Dent, J. (2014). Update on the epidemiology of gastro-oesophageal reflux disease: a systematic review. *Gut, 63*(6), 871–880. https://doi.org/10.1136/gutjnl-2012-304269

Estborn, L., & Joelson, S. (2015). Frequency and time to onset of community-acquired respiratory tract infections in patients receiving esomeprazole: a retrospective analysis of patient-level data in placebo-controlled studies. *Alimentary pharmacology & therapeutics, 42*(5), 607–613. https://doi.org/https://doi.org/10.1111/apt.13304

Fachinformation. (Stand 02.2023). *Omeprazol Hennig® 20 mg, 40 mg magensaftresistente Hartkapseln.* https://www.fachinfo.de/api/public/fachinfo/pdf/010849

Fachinformation. (Stand 04.2022). *Pantoprazol AAA® 20 mg magensaftresistente Tabletten.* https://www.fachinfo.de/api/public/fachinfo/pdf/023666

Fachinformation. (Stand 12.2021). *Nexium® mups 20 mg/40 mg magensaftresistente Tabletten.* https://www.fachinfo.de/api/public/fachinfo/pdf/004417

Fallahzadeh, M.K., Borhani Haghighi, A., & Namazi, M.R. (2010). Proton pump inhibitors: predisposers to Alzheimer disease? *Journal of Clinical Pharmacy and Therapeutics, 35*(2), 125–126. https://doi.org/https://doi.org/10.1111/j.1365-2710.2009.01100.x

Fedida, B., Schermann, H., Ankory, R., Rotman, D., Shichman, I., Yoffe, V., Shlaifer, A., & Luger, E. (2019). Fracture risk of young adults receiving proton-pump inhibitors and H2-receptor antagonists. *Int J Clin Pract, 73*(5), e13339. https://doi.org/10.1111/ijcp.13339

Filion, K.B., Chateau, D., Targownik, L.E., Gershon, A., Durand, M., Tamim, H., Teare, G.F., Ravani, P., Ernst, P., & Dormuth, C.R. (2014). Proton pump inhibitors and the risk of hospitalisation for community-acquired pneumonia: replicated cohort studies with meta-analysis. *Gut, 63*(4), 552–558. https://doi.org/10.1136/gutjnl-2013-304738

Fischbach, W., Bornschein, J., Hoffmann, J.C., Koletzko, S., Link, A., Macke, L., Malfertheiner, P., Schütte, K., Michael-Dieter, S., Suerbaum, S., & Schulz, C. (2022). Aktualisierte S2k-Leitlinie Helicobacter pylori und gastroduodenale Ulkuskrankheit der DGVS.

Fischbach, W., Hünger, B., & Hünger, M. (2021). Untersuchung zur indikationsgerechten Empfehlung einer Protonenpumpeninhibitor (PPI)-Medikation in Entlassungsbriefen einer gastroenterologischen Klinik [Appropriateness of Proton pump inhibitor (PPI) recommendation in discharge letters of a gastroenterological department]. *Z Gastroenterol, 60*(07), 1095–1103. https://doi.org/10.1055/a-1550-3064

Fischbach, W., Malfertheiner, P., Lynen Jansen, P., Bolten, W., Bornschein, J., Buderus, S., Glocker, E., & Hoffmann, J.C. (2016). S2k-Leitlinie Helicobacter pylori und gastroduodenale Ulkuskrankheit der DGVS. *Z Gastroenterol, 54*(4), 327–363. https://doi.org/http://dx.doi.org/ 10.1055/s-0042-102967

Freedberg, D.E., Kim, L.S., & Yang, Y.X. (2017). The Risks and Benefits of Long-term Use of Proton Pump Inhibitors: Expert Review and Best Practice Advice From the American Gastroenterological Association. *Gastroenterology, 152*(4), 706–715. https://doi.org/10.1053/j.gastro.2017.01.031

Freedberg, D.E., Salmasian, H., Friedman, C., & Abrams, J.A. (2013). Proton pump inhibitors and risk for recurrent Clostridium difficile infection among inpatients. *Am J Gastroenterol, 108*(11), 1794–1801. https://doi.org/10.1038/ajg.2013.333

Gagnemo-Persson, R., Håkanson, R., Sundler, F., & Persson, P. (1994). Growth of the parathyroid glands in omeprazole-treated chickens. *Scand J Gastroenterol, 29*(6), 493–497. https://doi.org/10.3109/00365529409092460

Gibson, C.M., Mehran, R., Bode, C., Halperin, J., Verheugt, F.W., Wildgoose, P., Birmingham, M., Ianus, J., Burton, P., van Eickels, M., Korjian, S., Daaboul, Y., Lip, G.Y., Cohen, M., Husted, S., Peterson, E.D., & Fox, K.A. (2016). Prevention of Bleeding in Patients with Atrial Fibrillation Undergoing PCI. *N Engl J Med, 375*(25), 2423–2434. https://doi.org/10.1056/NEJMoa1611594

Götz, M., Anders, M., Biecker, E., Bojarski, C., Braun, G., Brechmann, T., & Dechêne, A. (2017). S2k-Leilinie Gastrointestinale Blutung. *Z Gastroenterol, 55*(9), 883–936.

Gramont, B., Bertoletti, L., Roy, M., Roblin, X., Tardy, B., & Cathébras, P. (2020). Utilisation et gestion des inhibiteurs de la pompe à protons : une étude observationnelle. *Therapies, 75*(6), 649–662. https://doi.org/https://doi.org/10.1016/j.therap.2020.03.002

Granero-Melcon, B., Morrás, I., Galán-DeJuana, M., & Abad-Santos, F. (2018). Appropriateness of the use of proton pump inhibitors in the Emergency Department of a Spanish university hospital. *Rev Esp Enferm Dig, 110*(12), 755–761. https://doi.org/10.17235/reed.2018.5468/2018

Gray, S.L., Walker, R.L., Dublin, S., Yu, O., Aiello Bowles, E.J., Anderson, M.L., Crane, P.K., & Larson, E.B. (2018). Proton Pump Inhibitor Use and Dementia Risk: Prospective Population-Based Study. *Journal of the American Geriatrics Society, 66*(2), 247–253. https://doi.org/https://doi.org/10.1111/jgs.15073

Grimelius, L., Johansson, H., Lundqvist, G., Olazabal, A., Polak, J.H., & Pearse, G.E. (1977). The parathyroid glands in experimentally induced hypergastrinemia in the rat. *Scand J Gastroenterol, 12*(6), 739–744. https://doi.org/10.3109/00365527709181713

Gupta, R., Garg, P., Kottoor, R., Munoz, J.C., Jamal, M.M., Lambiase, L.R., & Vega, K.J. (2010). Overuse of acid suppression therapy in hospitalized patients. *South Med J, 103*(3), 207–211. https://doi.org/10.1097/SMJ.0b013e3181ce0e7a

Haastrup, P., Paulsen, M.S., Begtrup, L.M., Hansen, J.M., & Jarbøl, D.E. (2014). Strategies for discontinuation of proton pump inhibitors: a systematic review. *Fam Pract, 31*(6), 625–630. https://doi.org/10.1093/fampra/cmu050

Hálfdánarson, Ó.Ö., Pottegård, A., Björnsson, E.S., Lund, S.H., Ogmundsdottir, M.H., Steingrímsson, E., Ogmundsdottir, H.M., & Zoega, H. (2018). Proton-pump inhibitors among adults: a nationwide drug-utilization study. *Therapeutic Advances in Gastroenterology, 11*, 1756284818777943. https://doi.org/10.1177/1756284818777943

Hartman, B., Donnelly-VanderLoo, M., Watson, T., O'Connor, C., & Madill, J. (2016). Proton-pump inhibitor therapy and vitamin B(12) status in an inpatient hospital setting. *Appl Physiol Nutr Metab, 41*(10), 1071–1076. https://doi.org/10.1139/apnm-2016-0020

Heidelbaugh, J.J., Goldberg, K.L., & Inadomi, J.M. (2010). Magnitude and economic effect of overuse of antisecretory therapy in the ambulatory care setting. *Am J Manag Care, 16*(9), e228-234.

Helgadottir, H., & Bjornsson, E.S. (2019). Problems Associated with Deprescribing of Proton Pump Inhibitors. *International Journal of Molecular Sciences*, *20*(21), 5469. https://www.mdpi.com/1422-0067/20/21/5469

Herdegen, T. (2013). Bestandteile des Magensafts. In T. Herdegen, R. Böhm, J. Culman, P. Gohlke, G. Luippold, & V. Wätzig (Eds.), *Kurzlehrbuch Pharmakologie und Toxikologie* (3. Auflage ed.). Georg Thieme Verlag KG. https://doi.org/10.1055/b-002-96280

Hirano, I., Chan, E.S., Rank, M.A., Sharaf, R.N., Stollman, N.H., Stukus, D.R., Wang, K., Greenhawt, M., & Falck-Ytter, Y.T. (2020). AGA Institute and the Joint Task Force on Allergy-Immunology Practice Parameters Clinical Guidelines for the Management of Eosinophilic Esophagitis. . *Gastroenterology AGA 158*(6), 1776–1786. https://doi.org/https://doi.org/10.1053/j.gastro.2020.02.038

Ho, P.M., Maddox, T.M., Wang, L., Fihn, S.D., Jesse, R.L., Peterson, E.D., & Rumsfeld, J.S. (2009). Risk of adverse outcomes associated with concomitant use of clopidogrel and proton pump inhibitors following acute coronary syndrome. *Jama*, *301*(9), 937–944. https://doi.org/10.1001/jama.2009.261

Ishizaki, & Horai. (1999). Review article: cytochrome P450 and the metabolism of proton pump inhibitors — emphasis on rabeprazole. *Alimentary pharmacology & therapeutics*, *13*(s3), 27–36. https://doi.org/https://doi.org/10.1046/j.1365-2036.1999.00022.x

Ito, T., & Jensen, R. (2010). Association of Long-Term Proton Pump Inhibitor Therapy with Bone Fractures and Effects on Absorption of Calcium, Vitamin B12, Iron, and Magnesium. *Current Gastroenterology Reports*, *12*(6), 448–457. https://doi.org/10.1007/s11894-010-0141-0

Jump, R.L., Pultz, M.J., & Donskey, C.J. (2007). Vegetative Clostridium difficile survives in room air on moist surfaces and in gastric contents with reduced acidity: a potential mechanism to explain the association between proton pump inhibitors and C. difficile-associated diarrhea? *Antimicrob Agents Chemother*, *51*(8), 2883–2887. https://doi.org/10.1128/aac.01443-06

Kim, J., Blackett, J.W., & Jodorkovsky, D. (2018). Strategies for Effective Discontinuation of Proton Pump Inhibitors. *Curr Gastroenterol Rep*, *20*(6), 27. https://doi.org/10.1007/s11894-018-0632-y

Klatte, D.C.F., Gasparini, A., Xu, H., de Deco, P., Trevisan, M., Johansson, A.L.V., Wettermark, B., Ärnlöv, J., Janmaat, C.J., Lindholm, B., Dekker, F.W., Coresh, J., Grams, M.E., & Carrero, J.J. (2017). Association Between Proton Pump Inhibitor Use and Risk of Progression of Chronic Kidney Disease. *Gastroenterology*, *153*(3), 702–710. https://doi.org/10.1053/j.gastro.2017.05.046

Klotz, U. (2005). Pharmakologie der Protonenpumpenhemmer: Aus der Sicht eines klinischen Pharmakologen. *Pharmazie in unserer Zeit*, *34*(3), 200–204. https://doi.org/https://doi.org/10.1002/pauz.200500119

Koop, H., Fuchs, K., & Labenz, J. (2014). S2k-Leitlinie: Gastroösophageale Refluxkrankheit unter Federführung der Deutschen Gesellschaft für Gastroenterologie, Verdauungs-

und Stoffwechselkrankheiten (DGVS). *Z Gastroenterol*(52), 1299–1346. https://www.thieme-connect.com/products/ejournals/pdf/10.1055/s-0034-1385202.pdf

Kuijpers, M.A.J., Van Marum, R.J., Egberts, A.C.G., Jansen, P.A.F., & group, T.O.s. (2008). Relationship between polypharmacy and underprescribing. *British Journal of Clinical Pharmacology*, *65*(1), 130–133. https://doi.org/https://doi.org/10.1111/j.1365-2125.2007.02961.x

Kwok, C.S., Arthur, A.K., Anibueze, C.I., Singh, S., Cavallazzi, R., & Loke, Y.K. (2012). Risk of Clostridium difficile infection with acid suppressing drugs and antibiotics: meta-analysis. *Am J Gastroenterol*, *107*(7), 1011–1019. https://doi.org/10.1038/ajg.2012.108

Lai, S.W., Lin, C.H., Lin, C.L., & Liao, K.F. (2018). Proton pump inhibitors therapy and the risk of hip fracture in older people in Taiwan. *Eur Geriatr Med*, *9*(2), 169–174. https://doi.org/10.1007/s41999-017-0022-2

Lam, J.R., Schneider, J.L., Zhao, W., & Corley, D.A. (2013). Proton pump inhibitor and histamine 2 receptor antagonist use and vitamin B12 deficiency. *Jama*, *310*(22), 2435–2442. https://doi.org/10.1001/jama.2013.280490

Lam, J.R., Schneider, J.L., Zhao, W., & Corley, D.A. (2013). Proton Pump Inhibitor and Histamine 2 Receptor Antagonist Use and Vitamin B12 Deficiency. *Jama*, *310*(22), 2435–2442. https://doi.org/10.1001/jama.2013.280490

Lanas, A. (2016). We Are Using Too Many PPIs, and We Need to Stop: A European Perspective. *Am J Gastroenterol*, *111*(8), 1085–1086. https://doi.org/10.1038/ajg.2016.166

Landi, S.N., Sandler, R.S., Pate, V., & Lund, J.L. (2018). No Increase in Risk of Acute Myocardial Infarction in Privately Insured Adults Prescribed Proton Pump Inhibitors vs Histamine-2 Receptor Antagonists (2002–2014). *Gastroenterology*, *154*(4), 861-873.e866. https://doi.org/10.1053/j.gastro.2017.10.042

Lassalle, M., Le Tri, T., Bardou, M., Biour, M., Kirchgesner, J., Rouby, F., Dumarcet, N., Zureik, M., & Dray-Spira, R. (2020). Use of proton pump inhibitors in adults in France: a nationwide drug utilization study. *European Journal of Clinical Pharmacology*, *76*(3), 449–457. https://doi.org/10.1007/s00228-019-02810-1

Leonard, J., Marshall, J.K., & Moayyedi, P. (2007). Systematic review of the risk of enteric infection in patients taking acid suppression. *Am J Gastroenterol*, *102*(9), 2047–2056; quiz 2057. https://doi.org/10.1111/j.1572-0241.2007.01275.x

Lin, J.H., & Lu, A.Y.H. (1998). Inhibition and Induction of Cytochrome P450 and the Clinical Implications. *Clinical Pharmacokinetics*, *35*(5), 361–390. https://doi.org/10.2165/00003088-199835050-00003

Lochhead, P., Hagan, K., Joshi, A.D., Khalili, H., Nguyen, L.H., Grodstein, F., & Chan, A.T. (2017). Association Between Proton Pump Inhibitor Use and Cognitive Function in Women. *Gastroenterology*, *153*(4), 971–979.e974. https://doi.org/10.1053/j.gastro.2017.06.061

Lødrup, A.B., Reimer, C., & Bytzer, P. (2013). Systematic review: symptoms of rebound acid hypersecretion following proton pump inhibitor treatment. *Scand J Gastroenterol*, *48*(5), 515–522. https://doi.org/10.3109/00365521.2012.746395

Lopes, P.J., Mei, M.F.T., Guardia, A.C., Stucchi, R.S.B., Udo, E.Y., Warwar, M.I., & Boin, I.F.S.F. (2013). Correlation Between Serum Magnesium Levels and Hepatic Encephalopathy in Immediate Post Liver Transplantation Period. *Transplantation Proceedings*, *45*(3), 1122–1125. https://doi.org/https://doi.org/10.1016/j.transproceed.2013.02.011

Ludwig, W.-D., Mühlbauer, B., & Seifert, R. (2022). *Arzneiverordnungs-Report 2022*. Springer. https://doi.org/https://doi.org/10.1007/978-3-662-66303-5

Ludwig, W.-D., Mühlbauer, B., & Seifert, R. (2023). *Arzneiverordnungs-Report 2023*. Springer. https://doi.org/https://doi.org/10.1007/978-3-662-68371-2

Madisch, A., Koop, H., Miehlke, S., Leers, J., Lorenz, P., Jansen, P., Pech, O., Schilling, D., & Labenz, J. (2023). S2k-Leitlinie Gastroösophageale Refluxkrankheit und eosinophile Ösophagitis der Deutschen Gesellschaft für Gastroenterologie, Verdauungs- und Stoffwechselkrankheiten (DGVS). *Z Gastroenterol*, *61*, 862–933. https://doi.org/10.1055/a-2060-1069

Messmann, H. (2021). *Klinische Gastroenterologie* (Vol. 2. Auflage). Thieme.

Min, Y.W., Lee, Y.C., Kim, K., Ryu, S., Hong, K.S., Jeon, H.H., Kim, Y.S., Park, J.H., Son, H.J., & Rhee, P.L. (2020). Proton pump inhibitor use is associated with hip fracture development: a nationwide population-based cohort study. *Korean J Intern Med*, *35*(5), 1084–1093. https://doi.org/10.3904/kjim.2018.331

Moayyedi, P., Lacy, B., Andrews, C., Enns, R., & Howden, C. (2017). ACG and CAG Clinical Guideline: Management of Dyspepsia. *AJG The American Journal of Gastroenterology*, *112*(7), 988–1013. https://doi.org/10.1038/ajg.2017.154

Morneau, K.M., Reaves, A.B., Martin, J.B., & Oliphant, C.S. (2014). Analysis of Gastrointestinal Prophylaxis in Patients Receiving Dual Antiplatelet Therapy with Aspirin and Clopidogrel. *Journal of Managed Care Pharmacy*, *20*(2), 187–193. https://doi.org/10.18553/jmcp.2014.20.2.187

Mössner, J. (2016). Indikationen, Nutzen und Risiken von Protonenpumpeninhibitoren. *Deutsches Ärzteblatt International*, *113*(27–28), 477–483. https://www.aerzteblatt.de/int/article.asp?id=180624

Nardino, R.J., Vender, R.J., & Herbert, P.N. (2000). Overuse of acid-suppressive therapy in hospitalized patients11This work is from the Department of Medicine, Hospital of Saint Raphael, New Haven, CT. *The American journal of gastroenterology*, *95*(11), 3118–3122. https://doi.org/https://doi.org/10.1016/S0002-9270(00)02052-9

Nguyen, L.H., Lochhead, P., Joshi, A.D., Cao, Y., Ma, W., Khalili, H., Rimm, E.B., Rexrode, K.M., & Chan, A.T. (2018). No Significant Association Between Proton Pump Inhibitor Use and Risk of Stroke After Adjustment for Lifestyle Factors and Indication. *Gastroenterology*, *154*(5), 1290-1297.e1291. https://doi.org/10.1053/j.gastro.2017.12.006

Nicolau, J.C., Bhatt, D.L., Hohnloser, S.H., Kimura, T., Lip, G.Y.H., Miede, C., Nordaby, M., Oldgren, J., Steg, P.G., ten Berg, J.M., Godoy, L.C., Cannon, C.P., The, R.E.D.P.C.I.S.C., & Investigators. (2020). Dabigatran Dual Therapy vs Warfarin Triple Therapy Post-Percutaneous Coronary Intervention in Patients with Atrial Fibrillation With/Without a Proton Pump Inhibitor: A Pre-Specified Analysis of the RE-DUAL PCI Trial. *Drugs*, *80*(10), 995–1005. https://doi.org/10.1007/s40265-020-01323-x

Niklasson, A., Bajor, A., Bergendal, L., Simrén, M., Strid, H., & Björnsson, E. (2003). Overuse of acid suppressive therapy in hospitalised patients with pulmonary diseases. *Respir Med, 97*(10), 1143–1150. https://doi.org/10.1016/s0954-6111(03)00187-2

Niklasson, A., Lindström, L., Simrén, M., Lindberg, G., & Björnsson, E. (2010). Dyspeptic symptom development after discontinuation of a proton pump inhibitor: a double-blind placebo-controlled trial. *Am J Gastroenterol, 105*(7), 1531–1537. https://doi.org/10.1038/ajg.2010.81

Northuis, C., Bell, E., Lutsey, P., George, K.M., Gottesman, R.F., Mosley, T.H., Whitsel, E.A., & Lakshminarayan, K. (2023). Cumulative Use of Proton Pump Inhibitors and Risk of Dementia: The Atherosclerosis Risk in Communities Study. *Neurology*, 10.1212/WNL.0000000000207747. https://doi.org/10.1212/wnl.0000000000207747

Nozaki, M., Suzuki, T., & Hirano, M. (2004). Rhabdomyolysis associated with omeprazole. *Journal of Gastroenterology, 39*(1), 86–86. https://doi.org/10.1007/s00535-003-1231-7

O'Leary, F., Allman-Farinelli, M., & Samman, S. (2012). Vitamin B12 status, cognitive decline and dementia: a systematic review of prospective cohort studies. *British Journal of Nutrition, 108*(11), 1948–1961. https://doi.org/10.1017/S0007114512004175

Parente, F., Cucino, C., Gallus, S., Bargiggia, S., Greco, S., Pastore, L., & Bianchi Porro, G. (2003). Hospital use of acid-suppressive medications and its fall-out on prescribing in general practice: a 1-month survey. *Aliment Pharmacol Ther, 17*(12), 1503–1506. https://doi.org/10.1046/j.1365-2036.2003.01600.x

Querfurth, H.W., & LaFerla, F.M. (2010). Alzheimer's Disease. *New England Journal of Medicine, 362*(4), 329-344. https://doi.org/10.1056/NEJMra0909142

Ramirez, E., Lei, S.H., Borobia, A.M., Piñana, E., Fudio, S., Muñoz, R., Campos, A., Carcas, A.J., & Frias, J. (2010). Overuse of PPIs in patients at admission, during treatment, and at discharge in a tertiary Spanish hospital. *Curr Clin Pharmacol, 5*(4), 288–297. https://doi.org/10.2174/157488410793352067

Reimer, C., Søndergaard, B., Hilsted, L., & Bytzer, P. (2009). Proton-pump inhibitor therapy induces acid-related symptoms in healthy volunteers after withdrawal of therapy. *Gastroenterology, 137*(1), 80–87, 87.e81. https://doi.org/10.1053/j.gastro.2009.03.058

Reynolds, E. (2006). Vitamin B12, folic acid, and the nervous system. *The Lancet Neurology, 5*(11), 949–960. https://doi.org/https://doi.org/10.1016/S1474-4422(06)70598-1

Rinke, A., Wiedenmann, B., Auernhammer, C., Bartenstein, P., Bartsch, D., & Begum, N. (2018). S2k-Leitlinie Neuroendokrine Tumore. *Z Gastroenterol*(56), 583–681. https://doi.org/https://doi.org/10.1055/a-0604-2924

Roy, D., Ferdiousi, N., Haque, M., Hossain, M., & Rajib, S. (2016). Current trend of utilization of new generation proton pump inhibitors in gastric disorders among people in Jessore city, Bangladesh. *Journal of Applied Pharmaceutical Science, 6*, 153–156. https://doi.org/10.7324/JAPS.2016.60923

Rückert-Eheberg, I.-M., Nolde, M., Ahn, N., Tauscher, M., Gerlach, R., Güntner, F., Günter, A., Meisinger, C., Linseisen, J., Amann, U., & Baumeister, S.-E. (2022). Who gets prescriptions for proton pump inhibitors and why? A drug-utilization study with claims data in Bavaria, Germany, 2010–2018. *European Journal of Clinical Pharmacology*, *78*(4), 657–667. https://doi.org/10.1007/s00228-021-03257-z

Ruffenach, S.J., Siskind, M.S., & Lien, Y.H. (1992). Acute interstitial nephritis due to omeprazole. *Am J Med*, *93*(4), 472–473. https://doi.org/10.1016/0002-9343(92)90181-a

Savarino, V., Dulbecco, P., de Bortoli, N., Ottonello, A., & Savarino, E. (2017). The appropriate use of proton pump inhibitors (PPIs): Need for a reappraisal. *European Journal of Internal Medicine*, *37*, 19–24. https://doi.org/https://doi.org/10.1016/j.ejim.2016.10.007

Schubert, I., Lappe, V., Marschall, U., & Grandt, D. (2023). Missing PPI prescriptions while overprescribing? *European Journal of Clinical Pharmacology*, *79*(11), 1579–1581. https://doi.org/10.1007/s00228-023-03564-7

Schubert, M.L. (2020). Proton pump inhibitors: misconceptions and proper prescribing practice. *Current Opinion in Gastroenterology*, *36*(6). https://journals.lww.com/co-gastroenterology/fulltext/2020/11000/proton_pump_inhibitors__misconceptions_and_proper.8.aspx

Schubert-Zsilavecz, M., & Stark, H. (2005). Protonenpumpeninhibitoren: Strukturen, Mechanismen und Entwicklungen. *Pharmazie in unserer Zeit*, *34*(3), 194–199. https://doi.org/https://doi.org/10.1002/pauz.200500118

Sehested, T.S.G., Gerds, T.A., Fosbøl, E.L., Hansen, P.W., Charlot, M.G., Carlson, N., Hlatky, M.A., Torp-Pedersen, C., & Gislason, G.H. (2018). Long-term use of proton pump inhibitors, dose-response relationship and associated risk of ischemic stroke and myocardial infarction. *J Intern Med*, *283*(3), 268–281. https://doi.org/10.1111/joim.12698

Shaheen, N.J., Falk, G.W., Iyer, P.G., Gerson, L.B., & Gastroenterology, A.C. o. (2016). ACG Clinical Guideline: Diagnosis and Management of Barrett's Esophagus. *The American journal of gastroenterology*, *111*(1), 30–51. https://doi.org/https://doi.org/10.1038/ajg.2015.322

Shaheen, N.J., Falk, G.W., Iyer, P.G., Souza, R.F., Yadlapati, R.H., Sauer, B.G., & Wani, S. (2022). Diagnosis and Management of Barrett's Esophagus: An Updated ACG Guideline. *Am J Gastroenterol*, *117*(4), 559–587. https://doi.org/10.14309/ajg.0000000000001680

Shanika, L.G.T., Reynolds, A., Pattison, S., & Braund, R. (2023). Proton pump inhibitor use: systematic review of global trends and practices. *European Journal of Clinical Pharmacology*, *79*(9), 1159–1172. https://doi.org/10.1007/s00228-023-03534-z

Sierra, F., Suarez, M., Rey, M., & Vela, M.F. (2007). Systematic review: Proton pump inhibitor-associated acute interstitial nephritis. *Aliment Pharmacol Ther*, *26*(4), 545–553. https://doi.org/10.1111/j.1365-2036.2007.03407.x

Silbernagl, S., & Despopoulos, A. (2012). *Taschenatlas Physiologie* (8., überarb. und erw. Aufl. ed.). Georg Thieme Verlag KG.

Sun, S., Cui, Z., Zhou, M., Li, R., Li, H., Zhang, S., Ba, Y., & Cheng, G. (2017). Proton pump inhibitor monotherapy and the risk of cardiovascular events in patients with gastro-esophageal reflux disease: a meta-analysis. *Neurogastroenterology & Motility, 29*(2), e12926. https://doi.org/https://doi.org/10.1111/nmo.12926

Syha, Y., Popescu, L., Wurglics, M., & Schubert-Zsilavecz, M. (2005). Geschichte der Ulcustherapie: Ein historischer Rückblick. *Pharmazie in unserer Zeit, 34*, 188–192.

Taipale, H., Tolppanen, A.M., Tiihonen, M., Tanskanen, A., Tiihonen, J., & Hartikainen, S. (2017). No Association Between Proton Pump Inhibitor Use and Risk of Alzheimer's Disease. *Am J Gastroenterol, 112*(12), 1802–1808. https://doi.org/10.1038/ajg.2017.196

Targownik, L.E., Fisher, D.A., & Saini, S.D. (2022). AGA Clinical Practice Update on De-Prescribing of Proton Pump Inhibitors: Expert Review. *Gastroenterology, 162*(4), 1334–1342. https://doi.org/https://doi.org/10.1053/j.gastro.2021.12.247

Thong, B.K.S., Ima-Nirwana, S., & Chin, K.Y. (2019). Proton Pump Inhibitors and Fracture Risk: A Review of Current Evidence and Mechanisms Involved. *Int J Environ Res Public Health, 16*(9). https://doi.org/10.3390/ijerph16091571

Tleyjeh, I.M., Bin Abdulhak, A.A., Riaz, M., Alasmari, F.A., Garbati, M.A., AlGhamdi, M., Khan, A.R., Al Tannir, M., Erwin, P.J., Ibrahim, T., Allehibi, A., Baddour, L.M., & Sutton, A.J. (2012). Association between proton pump inhibitor therapy and clostridium difficile infection: a contemporary systematic review and meta-analysis. *PloS One, 7*(12), e50836. https://doi.org/10.1371/journal.pone.0050836

Tran-Duy, A., Spaetgens, B., Hoes, A.W., de Wit, N.J., & Stehouwer, C.D.A. (2016). Use of Proton Pump Inhibitors and Risks of Fundic Gland Polyps and Gastric Cancer: Systematic Review and Meta-analysis. *Clinical Gastroenterology and Hepatology, 14*(12), 1706-1719.e1705. https://doi.org/https://doi.org/10.1016/j.cgh.2016.05.018

Tröger, U., Reiche, I., Jepsen, M.S., Huth, C., & Bode-Böger, S.M. (2010). Esomeprazole-induced rhabdomyolysis in a patient with heart failure. *Intensive Care Medicine, 36*(7), 1278–1279. https://doi.org/10.1007/s00134-010-1854-0

Vaezi, M.F., Yang, Y.X., & Howden, C.W. (2017). Complications of Proton Pump Inhibitor Therapy. *Gastroenterology, 153*(1), 35–48. https://doi.org/10.1053/j.gastro.2017.04.047

Vakil, N., van Zanten, S.V., Kahrilas, P., Dent, J., & Jones, R. (2006). The Montreal definition and classification of gastroesophageal reflux disease: a global evidence-based consensus. *Am J Gastroenterol, 101*(8), 1900–1920; quiz 1943. https://doi.org/10.1111/j.1572-0241.2006.00630.x

Villamañán, E., Ruano, M., Lara, C., Suárez-de-Parga, J.M., Armada, E., Álvarez-Sala, R., Pérez, E., & Herrero, A. (2015). Reasons for initiation of proton pump inhibitor therapy for hospitalised patients and its impact on outpatient prescription in primary care. *Rev Esp Enferm Dig, 107*(11), 652–658. https://doi.org/10.17235/reed.2015.3882/2015

Wandall, J.H. (1992). Effects of omeprazole on neutrophil chemotaxis, super oxide production, degranulation, and translocation of cytochrome b-245. *Gut, 33*(5), 617–621. https://doi.org/10.1136/gut.33.5.617

Wauters, L., Dickman, R., Drug, V., Mulak, A., Serra, J., Enck, P., Tack, J., Group, E.F.C., Accarino, A., Barbara, G., Bor, S., Coffin, B., Corsetti, M., De Schepper, H., Dumitrascu, D., Farmer, A., Gourcerol, G., Hauser, G., Hausken, T., … Zerbib, F. (2021). United

European Gastroenterology (UEG) and European Society for Neurogastroenterology and Motility (ESNM) consensus on functional dyspepsia. *United European Gastroenterology Journal*, *9*(3), 307–331. https://doi.org/https://doi.org/10.1002/ueg2.12061

Wauters, M., Elseviers, M., Vaes, B., Degryse, J., Dalleur, O., Vander Stichele, R., Christiaens, T., & Azermai, M. (2016). Too many, too few, or too unsafe? Impact of inappropriate prescribing on mortality, and hospitalization in a cohort of community-dwelling oldest old. *British Journal of Clinical Pharmacology*, *82*(5), 1382–1392. https://doi.org/https://doi.org/10.1111/bcp.13055

Wedemeyer, R.-S., & Blume, H. (2014). Pharmacokinetic drug interaction profiles of proton pump inhibitors: an update. *Drug safety*, *37*(4), 201–211. https://doi.org/10.1007/s40264-014-0144-0

Wijarnpreecha, K., Thongprayoon, C., Chesdachai, S., Panjawatanana, P., Ungprasert, P., & Cheungpasitporn, W. (2017). Associations of Proton-Pump Inhibitors and H2 Receptor Antagonists with Chronic Kidney Disease: A Meta-Analysis. *Dig Dis Sci*, *62*(10), 2821–2827. https://doi.org/10.1007/s10620-017-4725-5

Wod, M., Hallas, J., Andersen, K., García Rodríguez, L.A., Christensen, K., & Gaist, D. (2018). Lack of Association Between Proton Pump Inhibitor Use and Cognitive Decline. *Clin Gastroenterol Hepatol*, *16*(5), 681–689. https://doi.org/10.1016/j.cgh.2018.01.034

www.fachinfo.de. www.fachinfo.de

Yusoff, I.F., Nairn, P., & Morgan, C.A. (1999). Multiple organ failure related to pantoprazole. *Australian and New Zealand Journal of Medicine*, *29*(6), 833–834. https://doi.org/https://doi.org/10.1111/j.1445-5994.1999.tb00796.x

Zink, D.A., Pohlman, M., Barnes, M., & Cannon, M.E. (2005). Long-term use of acid suppression started inappropriately during hospitalization. *Alimentary pharmacology & therapeutics*, *21*(10), 1203–1209. https://doi.org/https://doi.org/10.1111/j.1365-2036.2005.02454.x

Abbildungsverzeichnis

Tabellenverzeichnis

Anhang A: Erfassungsbogen

Patienten ID	
Geburtsdatum	
Geschlecht	
Datum der stationären Patientenaufnahme	
Datum der Entlassung	
Einnahme von PPI bei der Aufnahme	
Substanz des PPIs & Dosierung bei Aufnahme	
Anzahl von Medikamenten bei der Aufnahme und Entlassung	
PPI relevante Begleitmedikationen bei der Aufnahme und Entlassung	
Anzahl von Diagnosen bei Aufnahme und Entlassung	
PPI relevante Diagnosen bei der Aufnahme und Entlassung	
Indikation für PPI laut den Fachinformationen bei Aufnahme und Entlassung	
Indikation für PPI laut Leitlinie DGVS **2016** bei Aufnahme und Entlassung	
Indikation für PPI gemäß Leitlinie DGVS **2022** bei Aufnahme und Entlassung	
Indikation laut weiterer Leitlinien	
Einnahme von PPIs bei der Entlassung	
Substanz des PPIs & Dosierung bei Entlassung	
Indikation für PPI-Einnahme nach dem Krankenhausaufenthalt	
Auswertung: *correct use, correct no use, underuse, overuse* bei Aufnahme und Entlassung	

Danksagung

An dieser Stelle möchte ich allen danken, die mich auf dem Weg zu dieser Doktorarbeit unterstützt haben. Meinen tiefsten Dank richte ich an meine Mama, meinen Papa (in memoriam) und meinen Bruder. Sie standen mir stets mit Rat und Tat zur Seite und haben mich in jeder Hinsicht unterstützt.

Auch meinem Mann, meinem Schwiegervater und meiner Schwiegermutter möchte ich meinen herzlichen Dank aussprechen. Ohne eure unermüdliche Unterstützung, Geduld und Ermutigung wäre diese Arbeit nicht möglich gewesen.

Mein besonderer Dank gebührt meinem Doktorvater, Prof. Gross, für die inspirierende Zeit in der Endoskopie und für die wertvollen Anregungen zum Thema dieser Arbeit. Danke für die angenehme Zusammenarbeit sowie für seine stets verfügbare Unterstützung und Bereitschaft.

Affidavit

LMU LUDWIG-MAXIMILIANS-UNIVERSITÄT MÜNCHEN

Promotionsbüro Medizinische Fakultät

Eidesstattliche Versicherung

Hoffmann, Sandryni

Name, Vorname

Ich erkläre hiermit an Eides statt, dass ich die vorliegende Dissertation mit dem Titel:
Versorgungsforschung: Retrospektive Datenanalyse von Krankenhausakten zur Über- oder Unterdosierung von Protonenpumpenhemmern bei stationären Patienten eines süddeutschen Akutkrankenhauses

selbständig verfasst, mich außer der angegebenen keiner weiteren Hilfsmittel bedient und alle Erkenntnisse, die aus dem Schrifttum ganz oder annähernd übernommen sind, als solche kenntlich gemacht und nach ihrer Herkunft unter Bezeichnung der Fundstelle einzeln nachgewiesen habe.

Ich erkläre des Weiteren, dass die hier vorgelegte Dissertation nicht in gleicher oder in ähnlicher Form bei einer anderen Stelle zur Erlangung eines akademischen Grades eingereicht wurde.

München, 28.01.2025 — Ort, Datum

Sandyni Hoffmann — Unterschrift Doktorandin bzw. Doktorand